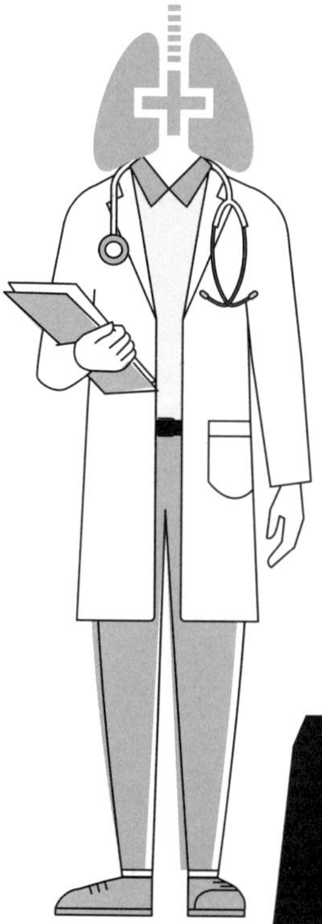

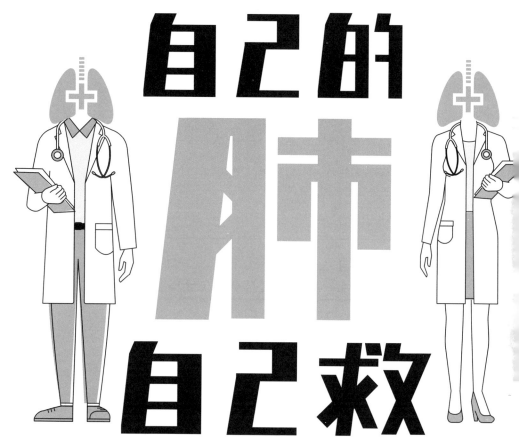

自己的肺自己救

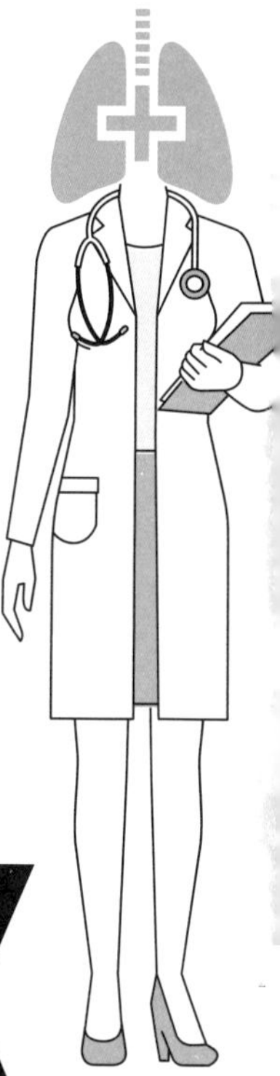

每天①分鐘的肺部保健指南

前台北榮總胸腔部主治醫師
陳芳祝 著

養生智慧

國家圖書館出版品預行編目資料

自己的肺自己救：每天1分鐘的肺部保健指南／陳芳祝著.－－初版二刷.－－臺北市: 三民, 2017
面;　公分.－－(養生智慧)

ISBN 978-957-14-6110-6　(平裝)

1. 呼吸道疾病 2. 保健常識

415.4　　　104026444

 自己的肺自己救
——每天1分鐘的肺部保健指南

著作人	陳芳祝
責任編輯	翁英傑
美術設計	陳智嫣
發行人	劉振強
著作財產權人	三民書局股份有限公司
發行所	三民書局股份有限公司 地址　臺北市復興北路386號 電話　(02)25006600 郵撥帳號　0009998-5
門市部	(復北店) 臺北市復興北路386號 (重南店) 臺北市重慶南路一段61號
出版日期	初版一刷　2016年2月 初版二刷　2017年1月
編號	S 410430

行政院新聞局登記證局版臺業字第〇二〇〇號

ISBN　978-957-14-6110-6　(平裝)

http://www.sanmin.com.tw　三民網路書店

養生智慧 叢書出版緣起

隨著醫學科技日益進步，大幅延長人類的壽命，臺灣在一九九三年已進入聯合國定義的高齡化社會。根據統計，不久的將來，老年人口將會占總人口數的百分之二十，臺灣將進入「超高齡社會」，意味著每四到五個人中，就有一位老人。

過往人們追求延長壽命的觀念，也進一步轉變成如何「活得老，也活得好」的整體規劃。人們開始認真思考熟齡生活該如何計畫、身體該如何養護、人際關係該如何整理等問題。政府也訂定了許多相關法令，提供年長者各式各樣的服務與補助，期望能營造一個友善環境，讓每個人都能老得自在、老得快活！

身為對社會具有責任的文化出版者，我們是否也能為熟齡社會做些什麼？在一番觀察與反省後，我們思索著要帶給社會一些什麼樣的東西，讓臺灣的熟齡世代，可以朝向一個更美好、更有希望及更理想的未來。以此作為基礎，我們企劃了【養生智慧】系列叢書，邀集各領域中學有專精的醫師、專家學者，共同為社會盡一分心力，提供熟齡世代以更嶄新的眼光、更深層的思考，重新看待自己的生命與未來，省視自我的人生歷練，進而邁向更完整、圓融的生命歷程。

【養生智慧】系列叢書涵蓋生理、心理與社會生活層面，以提供熟年世代更多元、更豐富的視野，達到「成功老化」的目標。「生理與心理層面」以常見的生理及心理疾病作為架構，集結了各大醫院的醫師與學者，以專業的角度介紹、分析，並以實務上豐富的閱歷提出具體的建議與提醒，不僅能提供患者及其家屬實用的醫護內容，更是一般大眾的預防保健寶典。「社會生活層面」則涵蓋熟齡生活的所有面向，包含人際關係的經營、休閒活動的安排及世代溝通的技巧等，使讀者能成功邁向擁有健康身體，且心靈富足的熟年生活。

本系列叢書重視知識的可信度與嚴謹性，並強調文字的易讀性與親切感，除了使讀者獲得正確的知識，更期待能轉化知識為正向、積極的生活行動力。我們深切地期望【養生智慧】系列叢書，能成為熟年世代的生涯良伴，讓我們透過閱讀，擁有更完整、更美好的人生。

三民書局編輯部　謹識

推薦序1

呼吸系統是比較特殊的器官，相較於腸胃道和泌尿生殖系統的只出不進，呼吸系統不僅直接與外界環境相通，汲取足以維持新陳代謝所需的氧氣，排除新陳代謝所產生的廢物——二氧化碳，還要隨時過濾空氣，避免有害物質破壞呼吸道或損害肺功能。

一般正常人在平靜狀態時，呼吸是一件輕而易舉的事，有時呼吸甚至靜謐得幾乎讓人忘了它的存在。因此，當你開始覺察到呼吸時，或許是呼吸系統出了問題的警訊；若你覺而不察，遲至其他相關呼吸道症狀陸續出現時，呼吸系統或肺部應已有某種程度以上的損傷，呼吸也不再是一件輕鬆之事。

民國一〇三年國人十大死因中，呼吸系統就占了兩個——排名第四的肺炎與第七的慢性下呼吸道疾病，後者應該是所謂的慢性阻塞性肺病，主要包括慢性支氣管炎和肺氣腫。此外，十大死因排名第一的惡性腫瘤中，死亡率最高的是氣管、支氣管和肺癌，足見呼吸系統疾病對國人生命有重大威脅。

在新鮮空氣已成「奢侈品」的現代世界，如何保健我們的肺或呼吸系統，確實是一項重要課題。由於空氣品質的改善牽涉太多面向，迄今政府相關部門提出的解決方案或建議只是治絲而棼，恐非短期即可奏效，這更加突顯呼吸系統的自我保健——「自己的肺自己救」的必要性。本書的出版時機頗為契合當代需求，內容淺顯易懂更是體貼現代人追求簡速的習慣。

作者陳芳祝醫師是本人在臺北榮民總醫院胸腔部共事三十餘年的老同事，在胸腔醫學領域確有其專精與獨到之處。從本書即可見陳醫師如何運用巧心慧智，把艱澀的醫學知識轉化為清晰易懂的文字，再加上活潑又睿智的小問答，讓讀者在短時間內即能知其大要，解除大部分的疑惑。這都仰賴陳醫師的專業知識與數十年行醫心得之累積，才能舉重若輕地揮灑出如此簡要又詳實的內容！

保健呼吸系統，刻不容緩。從現在就開始避免出入空氣不佳或人潮聚集之處，家中擺設力求簡樸，盡量不在室內養育動植物或共處一室，培養良好的生活習慣，發現問題及早就醫，這樣一來，分秒都可輕鬆呼吸。

陽明大學醫學院急重症醫學研究所教授
台北榮總胸腔部主治醫師兼部主任
張西川

推薦序2

呼吸系統是人類維持生命的重要系統。它是人體與外界接觸的重要交通門戶，也是病菌容易入侵的要道；所以對於自己呼吸系統的認識與保健，就顯得相當重要。

近年來，地球暖化不僅讓臺灣逃不過溫室效應的侵襲，也使得空氣汙染問題日益嚴重！最近大家都在熱烈討論的 PM2.5 以及它對我們肺部造成的影響與傷害，更是不容小覷！

我與陳芳祝醫師在台北榮民總醫院共事十數年，她待人和善、工作認真，撰寫的本書淺顯易懂，實為一本很好的肺部保健指南。

台灣氣喘學會、台灣慢性阻塞性肺病學會理事長

江啟輝

推薦序3

胸腔疾病是目前威脅國人健康的頭號元兇之一。本書作者為資深的胸腔科醫師，根據其多年行醫的經驗，針對患者在實際治療時常提出或碰到的問題，以簡潔易懂的方式予以解答，讀者可從中獲取胸腔疾病的正確知識，而能在治療時更適當地配合醫師的處置。

本書以深入淺出的筆法，完整地涵蓋肺的基本生理、診斷與各種治療，囊括輕症到重症等不同疾病型態。讀者只要細讀本書，相信對於掌握胸腔疾病的知識，必能有相當程度的助益；也可跟著本書的說明，在日常生活中做好肺部的保健及疾病預防。

疾病治療的困難往往不是疾病的嚴重程度與治療的複雜性，而是對疾病或治療本身的不了解所產生的焦慮甚至誤解，以至於在治療上產生接受的困難或醫病溝通不良的問題。

許多病友在接觸醫師時，往往受限於有限的時間，無法將心中的疑慮從醫師的看診中得到滿意的解答。因此本人很樂意推薦本書，相信讀者藉由本書，可以對一般胸腔疾病有清楚的概念，且能以正確的態度去面對胸腔疾病，並在治療過程中，幫助自己或親友安心與適當地接受一切治療。

台大醫院胸腔外科主任、台大醫學院外科教授

李章銘

自序

肺臟是體內器官與外界接軌的平臺，除了本身的自然衰老之外，很容易受到外來因素影響，引發種種疾病。我們的生活環境免不了菸害、霾害與各種汙染，使得胸腔疾患比比皆是，有眾多肺疾病人需要關注。

呼吸系統疾病的症狀往往極為類似，從尋常的上呼吸道感染到各種疑難雜症，一開始的表現通常相去不遠。大家都有咳嗽的經驗，或多或少也曾經歷胸腔不適的困擾。面對這些擾人的狀況到底要靜觀其變？還是求醫診治？肺疾要如何防範？如何治療？家有病患應如何照料？平日又該如何自處？若手頭有本小冊子解說這些常見的問題，就像有一位醫師朋友待在身邊，隨時為您服務。

行醫三十餘年，對於醫病之間的不對等感觸頗深，同樣的問題就不同角度解讀可能有天壤之別，需要有心人架設橋梁，拉近彼此的距離。在執業生涯接近尾聲之際，有幸得到三民書局邀約，加入【養生智慧】叢書之撰寫，得以將多年看診的心得與反覆為病人講解的事項形諸文字、集結成書，提供民眾參考，為全民保健略盡綿薄，心中甚感欣慰。

醫學書籍經常望之儼然，艱澀的專業術語尤其拒人於千里之外。本書設定對象為一般民眾，已避免過度艱深的論述。除了非常精簡的基本知識之外，採用輕鬆易讀的小問答串連起肺疾之臨床症狀、相關檢查、常見疾病、治療方式與日常保健之道，對肺部疾病的全貌提供速寫式的描繪，方便讀者於空閒時隨手檢閱，即可領略胸腔醫學的概要。承蒙編輯部鼎力相助，提供專業之外的視野以增加可讀性，在此深深致謝。

本書籌劃之初以銀髮族肺部保健為主，後來拓展關注面至全體民眾，定名為《自己的肺自己救——每天1分鐘的肺部保健指南》；另外在書中論及老人之處與重點部位加以強調以增添印象，期盼的目標是：「每天一分鐘，呼吸很輕鬆」，以最簡單的方式為讀者帶來實質的助益。

陳芳祝

目錄

3

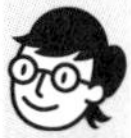

肺部有狀況該做什麼檢查？

4 肺疾如何診斷與治療？

迷思破解篇

知識建立篇

■上呼吸道感染

■慢性阻塞性肺疾

5 肺部該怎麼保健？

6 肺疾患者服用藥物、使用氧氣治療與呼吸器時該注意什麼？

第一章

你對呼吸系統了解多少？

- 鼻腔
- 咽部
- 喉部
- 氣管
- 支氣管
- 肺泡
- 肋膜
- 胸廓

知識建立篇

Q 呼吸系統包含哪些部位？

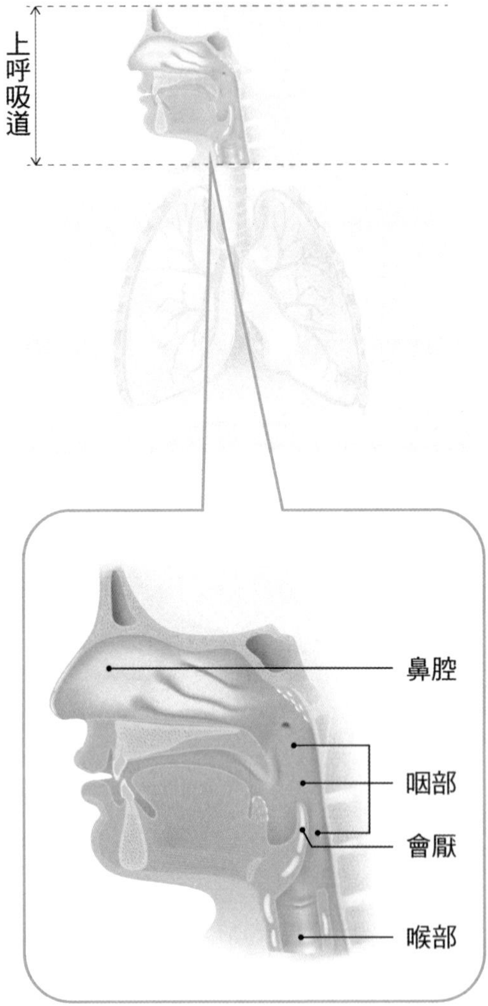

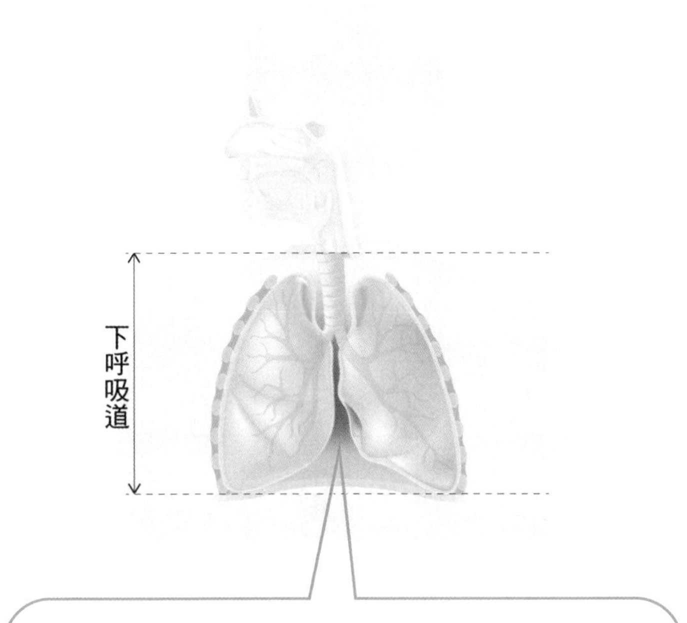
下呼吸道
氣管
細支氣管
主支氣管
肺泡
右肺
左肺

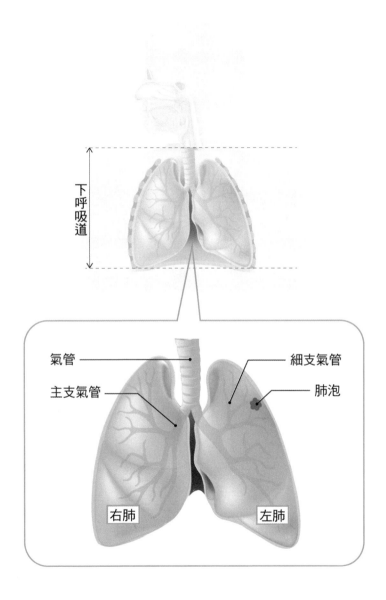

Q 呼吸系統如何運作？

吸氣時空氣經由口、鼻、氣管、支氣管等一路向下直達肺泡，氧氣穿過肺泡壁進入血液，體內產生的二氧化碳反向而行，於吐氣時排出。

整個呼吸機制主要是由位於延腦的呼吸中樞來控制，而大腦也可以自主控制呼吸到某一程度。

影響呼吸的因素包括血中氧氣與二氧化碳含量、酸鹼值、身體活動程度、情緒反應等。

從控制呼吸的腦部開始，到組成胸廓的呼吸肌肉、肋骨，以及位於人體深層的肋膜、肺泡、氣管，任何一個環節出了問題，都會影響呼吸。

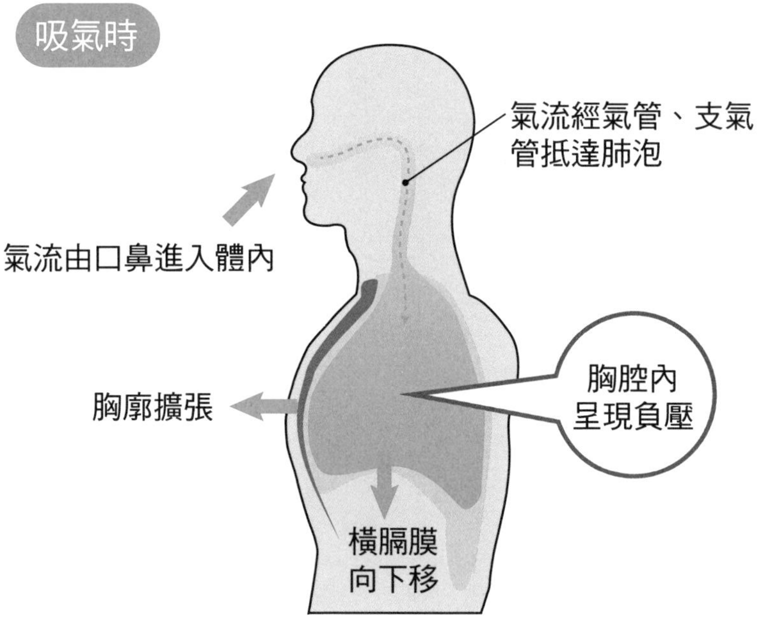
吸氣時
氣流經氣管、支氣管抵達肺泡
氣流由口鼻進入體內
胸廓擴張
胸腔內呈現負壓
橫膈膜向下移

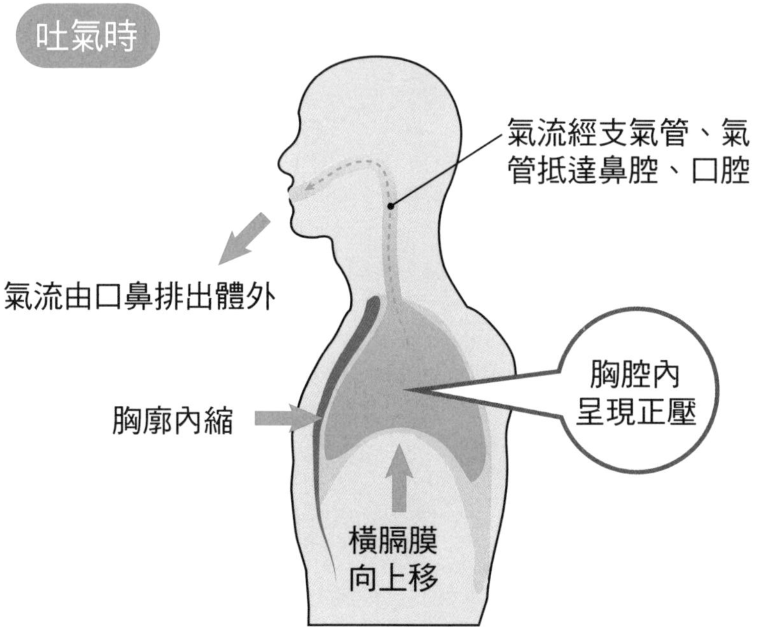
吐氣時
氣流經支氣管、氣管抵達鼻腔、口腔
氣流由口鼻排出體外
胸廓內縮
胸腔內呈現正壓
橫膈膜向上移

Q 肺部是由哪些部位組成？縱膈腔是什麼？

肺部的外觀就像一株倒置的樹木，枝幹部分為氣管、支氣管、細支氣管、終端細支氣管與呼吸性細支氣管，樹葉部分就是肺泡。

氣管的橫斷面呈馬蹄形，往下延伸為左、右主支氣管。右側主支氣管較短、分叉角度小；左側主支氣管較長，分叉角度大，所以人體嗆入的異物經常會掉進右邊。

主支氣管一路往下分枝，一直到肺泡共有二十三代分枝，第十七代以後的分枝才有呼吸功能，之前僅作為氣體通路使用，稱為「無效空間」。

肺臟分為左右兩邊，左肺分上、下兩葉，右肺分上、中、下三葉。

肺部外圍與胸廓內壁各有一層薄薄的上皮組織包覆，稱為肋膜。肋膜分為胸壁側的壁勒膜與肺臟側的臟肋膜。兩層肋膜之間有少量的肋膜液，作為呼吸運動的潤滑劑。

縱膈腔位於兩片肺葉之間，內含氣管、食道、胸腺、主動脈、大靜脈、心臟等重要器官。

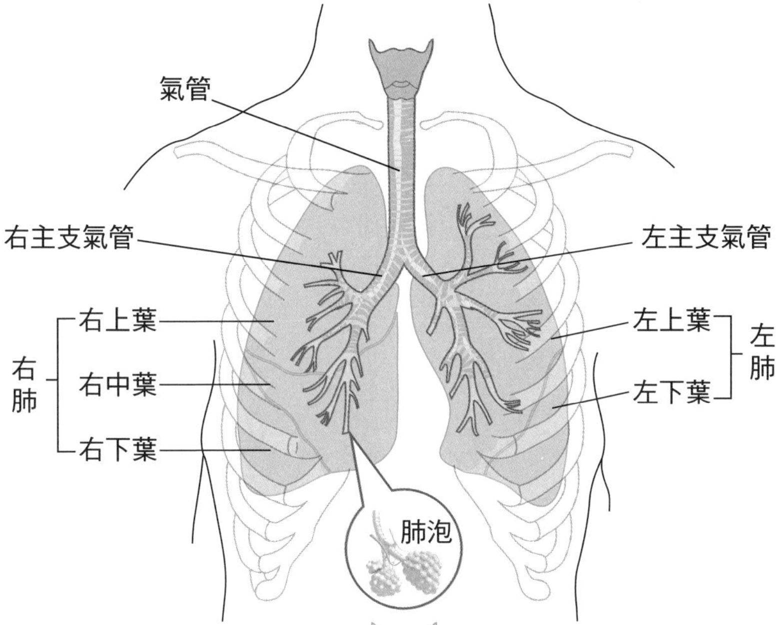
氣管
右主支氣管
左主支氣管
右上葉
右肺
右中葉
右下葉
左上葉
左肺
左下葉
肺泡

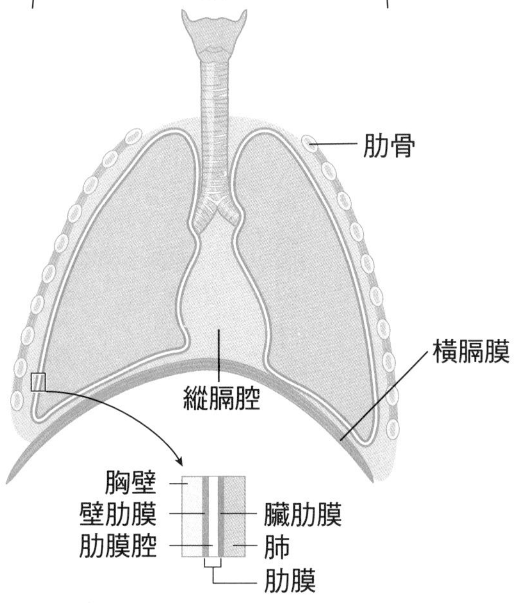
肋骨
橫膈膜
縱膈腔
胸壁
壁肋膜
肋膜腔
臟肋膜
肺
肋膜

Q 肺泡是什麼？

人體約有三億個肺泡，攤開來面積可達五十到一百平方公尺，差不多是半個網球場的大小。

肺泡是具有彈性、薄薄的小氣囊，外面包覆一個網狀的動、靜脈血管、微血管系統。

由於肺泡細胞與微血管壁緊密相連，所以肺泡中的空氣能接觸微血管中的血液，讓氧氣得以進入體內，二氧化碳排出體外。

因此，肺泡等於是內臟與外界接觸的平臺，若吸入的氣體含有微粒或毒素，便容易對人體造成傷害。

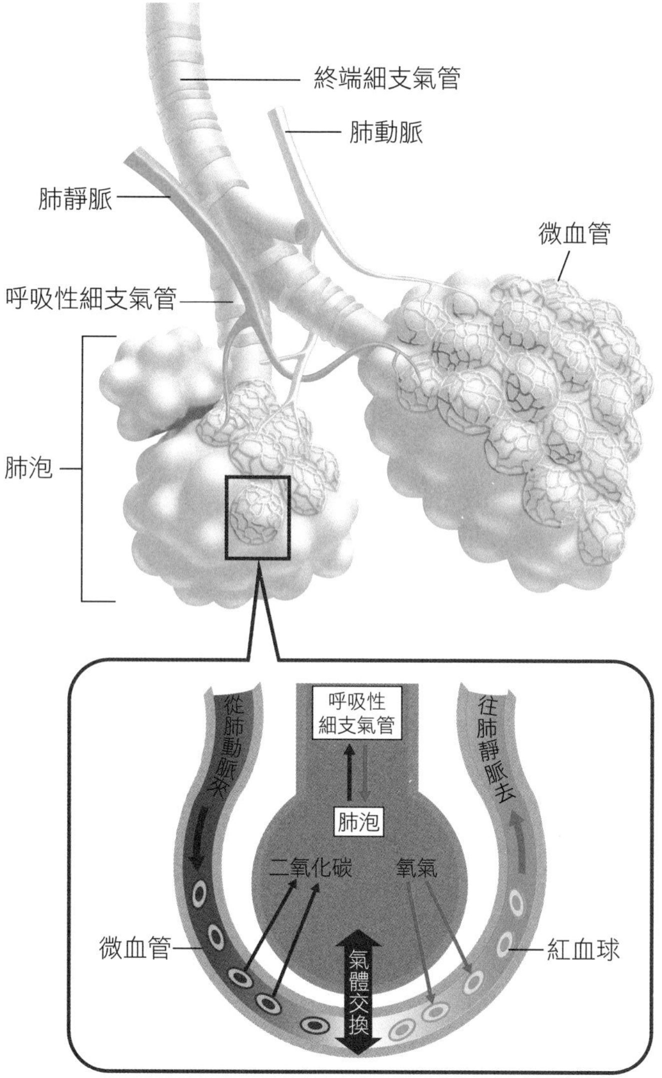
終端細支氣管
肺動脈
肺靜脈
微血管
呼吸性細支氣管
肺泡
從肺動脈來
呼吸性
細支氣管
往肺靜脈去
肺泡
二氧化碳
氧氣
微血管
紅血球
氣體交換

Q 面對外在環境，呼吸系統如何保護我們？

鼻腔的鼻毛能過濾空氣，阻擋較大的有害顆粒。

整個呼吸道的上皮黏膜有杯狀細胞分泌黏液，形成一個保護層，除了保持呼吸道濕潤之外，也可捕獲較小的顆粒。

呼吸道上皮細胞則有纖毛持續擺動，將黏液所捕獲的顆粒送到喉嚨咳出或吞嚥入腹。

咽喉會厭軟骨必要時可以關閉，避免異物嗆入氣管。

此外，呼吸道滿布「咳嗽刺激接受器」，當肺部受到刺激時，支氣管會急速收縮，減少刺激物繼續往下接觸肺泡的機會，人體也會用力吐氣以排除刺激原因，稱為「反射性咳嗽」。

Q 老化對呼吸系統有何影響？

老化的過程個別差異極大，是遺傳、生活型態與健康狀況的綜合表現。有人高齡百歲仍然耳聰目明，也有人像韓愈一樣「年未四十，而視茫茫，而髮蒼蒼，而齒牙動搖」。醫學報告所敘述的老化係指一般狀況，特例不在此限。

人到了一定年紀之後常有骨質疏鬆的問題，造成胸椎高度逐漸減少，脊柱也彎曲了；加上肋骨變薄、鈣化，整個胸腔外型改變，吸氣時胸廓擴張幅度縮減，不利於呼吸動作。

包含呼吸肌肉在內的整體肌肉強度與耐力降低，呼吸變得較無效率。

控制呼吸的中樞神經也日漸退化，身體感知呼吸不順的能力衰退，需要加強呼吸時也偵測不到，自我保護能力降低。

肺部約在二十至二十五歲成熟，三十五歲開始衰退，七十歲以後退化加劇。

肺臟的彈性纖維在五十歲後開始變形，所以老人的肺泡就像用久的海綿一樣，功能會比較差。

肺泡表面積每十年下降約百分之四，所以氣體交換能力緩步下降，血中氧氣濃度也隨之變低。

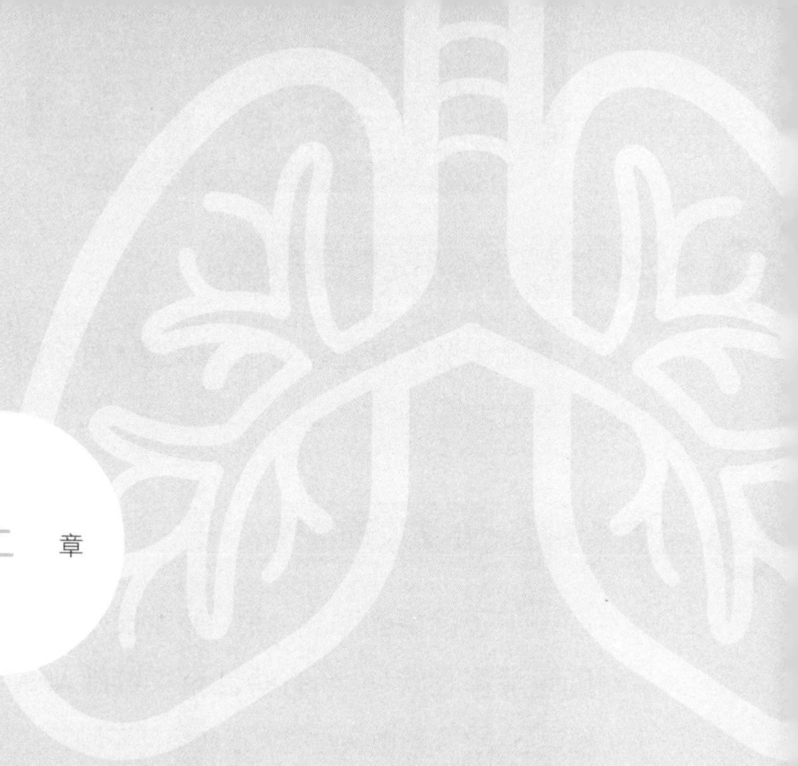

第二章

肺疾常見的症狀有哪些？

- 咳痰
- 咳嗽
- 咳血
- 胸痛
- 呼吸困難

迷思破解篇

咳到吐，我是不是病得很重？

劇烈咳嗽引發嘔吐是正常生理反應，與疾病嚴重程度無關。

痰中帶血，事情大條了？

不要一下子就想到肺癌。痰中帶血最常見的原因是發炎性疾病，有些甚至與肺部無關（請見 p. 22「輕微咳血與大咳血有何不同？」的說明）。

胸痛越劇烈，表示病情越嚴重？

胸痛程度與疾病嚴重性未必相關。有些疾病如肌肉拉傷、肋骨斷裂，病人感到劇烈疼痛，稍微轉動身體或打個噴嚏便更加嚴重，但此類疾病多數並無大礙，通常可以自行緩解。真正性命交關如急性肺栓塞、急性心肌梗塞等疾病，其嚴重程度卻無法由疼痛程度表現出來，還是需要醫師的專業判斷，仔細問診，好好檢查。

胸痛一定要照胸部 X 光？

胸痛病人通常會要求照攝胸部 X 光片以求安心，其實找出原因比較重要。

太小的腫瘤、早期的癌症、胸腔以外的問題，都無法靠胸部 X 光片偵測出來。

如果病史清楚，藉由仔細詢問與身體檢查，多數病患可以確診。無法確診時，也會轉介到其他科別。

如果心、肺系統均未顯現重大疾病的徵兆，一般建議於門診追蹤即可。

呼吸困難表示肺部有病？

呼吸困難反映了身體所提供的能量與需求出現落差，除了心理因素之外，要優先評估心肺機能，但還是有許多因素需要考慮（請見 p. 28「呼吸困難要考量哪些原因？」的說明），未必就是肺疾。

知識建立篇

咳痰

Q 咳哪種痰不必在意？

健康不吸菸者的呼吸道表層每天約產生一百至一百五十毫升的黏液，可以經由呼吸道的纖毛持續運動排出，並不知不覺吞嚥下肚，不會感覺有痰。

老人家清晨醒來習慣清喉嚨，因為呼吸道分泌物積存體內一夜，所以晨起自覺痰液較多，不吐不快。

也有人不時覺得喉嚨癢癢的，疑似鼻涕倒流，生成痰液。這種痰若為少量澄清的痰，一般並無大礙。

此外，上呼吸道感染後的發炎反應會使黏膜腫脹充血，吸引白血球聚集，展開身體的自衛行動。白血球與病原征戰後留下殘骸，鼻涕或痰液有時因此呈現黃綠色，未必就是細菌感染，也不必有一點黃痰就服用抗生素。

Q 咳哪種痰不可輕忽？

病態性的咳痰是呼吸道受到刺激所致，例如吸菸、感染、發炎、過敏或其他疾病。此時需留意**痰量**、**顏色**、**性質與氣味**。

如果是大量膿痰就要小心。

鐵銹色的痰是鏈球菌肺炎的表徵。

果醬狀的痰可能是克雷白氏菌肺炎；源源不絕水狀的痰是肺泡性肺癌的表現之一；粉紅色泡泡樣的痰可能是肺水腫；螺旋狀一絲絲的痰是氣喘的特色。

痰若發出惡臭，則可能是肺膿瘍。

吸菸的人已習慣長期有痰，當痰量增加、顏色改變時要提高警覺。提供詳細資料或咳痰給醫師看，可以協助診斷。

咳嗽

Q 這種咳嗽不見得需要治療？

人體有許多咳嗽刺激接受器，它們分布的範圍很廣，整個呼吸道從鼻腔、咽喉、氣管、支氣管到肺泡都有咳嗽刺激接受器。其他分布範圍還包括肋膜、心包膜、橫膈膜、外耳道與胃部。一旦咳嗽接受器受到刺激，就會引起咳嗽。

例如，有人一挖耳朵就咳嗽，這是耳道上的咳嗽接受器受到刺激。也有人肚子餓會咳嗽，代表胃部的咳嗽接受器受到刺激。更多人一緊張就咳嗽，這與情緒反應相關，稱為「心因性咳嗽」。這樣的咳嗽不見得需要治療，**咳嗽的嚴重程度也不等於疾病的嚴重程度**。

急、慢性咳嗽的臨床意義相距頗大。當氣道嗆入異物，反射性咳嗽可以協助人體清除異物、免受傷害。至於伴隨在喉嚨痛、流鼻水之後的急性咳嗽可歸屬於上呼吸道感染，多數會自行緩解，不必太過擔心。

Q 咳嗽持續三週以上要留意哪些事項？

Q：是乾咳還是咳痰？

A：有沒有痰可大致鑑別成因：感冒之後、心情緊張、過敏、空汙或藥物引發的咳嗽通常是乾咳；鼻涕倒流、吸菸、感染、發炎、慢性肺疾等原因所造成的咳嗽一般會帶痰。

Q：伴隨哪些症狀？有沒有頭痛、喉嚨痛、流鼻水、發燒、膿痰？

A：有頭痛、喉嚨痛、流鼻水，以上呼吸道感染為多。畏寒、高熱與膿痰，可能是細菌性肺炎。

Q：咳嗽有沒有季節性？

A：有季節性的話，則傾向於過敏性疾病。

Q：是否有喘鳴聲？

A：有喘鳴聲代表呼吸道阻塞。

Q：是否半夜較為嚴重？

A：半夜較為嚴重可能是氣喘。

Q：病人有沒有吸菸？有沒有肺癌家族史？

A：吸菸者的慢性咳嗽可能是慢性阻塞性肺疾的症狀之一，甚至是肺癌，有肺癌家族史時要特別留意。

Q：是否從事礦工或磨石工等高風險職業？

A：礦工或磨石工要考慮塵肺症。

Q：是否服用其他藥物？特別是含「血管收縮素轉化酶抑制劑」(ACEI)之心血管藥物（一般用在治療高血壓）？

A：治療高血壓者須考慮是否為藥物不良反應。含ACEI之心血管藥物所引發的咳嗽約占服藥者的百分之五到二十。症狀一般在開始服用一週之內發生，也可以延遲到六個月左右。只要停藥，多數人在幾天之內症狀就會減輕。

Q：躺下會比較嚴重嗎？

A：**不吸菸者咳嗽持續三週以上，但胸部X光攝影正常，又未服用含ACEI之心血管藥物，絕大多數可歸因於鼻水倒流或胃食道逆流。**

前者時常流鼻水、清喉嚨，常同時罹患過敏性鼻炎。後者經常覺得「火燒心」或腸胃不適。兩者都在躺下後比較嚴重。

咳血

Q 為什麼會咳血？

咳血的病因包括各種急、慢性感染、支氣管炎、支氣管擴張症、肺結核、肺癌、肺栓塞、異物吸入、外傷、鬱血性心衰竭等。其中以急、慢性支氣管炎、支氣管擴張症、肺結核和肺癌較為常見。

銀髮族不明原因的咳血必須把肺癌列入考慮。

Q 是消化道出血？還是呼吸道出血？

因為嘴巴是呼吸道和消化道共同的開口，無論口、鼻、喉、食道、腸胃和肺部的出血，均可能由口腔排出。所以要先排除鼻血倒流再咳出血來或牙周病引起牙齦出血的可能性，再進一步推測：

如果是消化道出血，病人多半有噁心、腹部不適、胃酸過多或灼熱的感覺；過去可能有消化性潰瘍或慢性肝病。吐出物多呈暗褐色，屬酸性，有時可見食物殘渣，很少有泡沫產生。這類病人建議優先看腸胃科。

呼吸道出血則多半先有咳嗽，再咳出鮮紅色帶有泡沫、混合著痰或膿的鹼性物質。部分病人可以追溯出肺疾病史。

Q 輕微咳血與大咳血有何不同？

很多老人有服用低劑量的阿斯匹靈或抗凝血劑，劑量不當有時會造成少量出血。輕微的咳血多半可以自行緩解。若檢查後無特別狀況，在門診持續追蹤即可，多半並無大礙。

值得注意的是「大咳血」（註），死亡率極高，必須採取正確處置：讓病人安靜側臥、頭部抬高，以免窒息。若可以分辨出血位置是在哪一側時，則維持病側朝下，避免出血淹到正常部位。並且盡可能維持呼吸道暢通，立刻送醫。

註：不同學者有不同定義，有指二十四小時內出血量大於二百或六百毫升者，亦有指一小時內出血大於一百五十毫升者。

Q 咳血要做什麼檢查？

病人在痰中發現血跡通常十分緊張，但仍有「神經大條」的人不積極就醫。如果是暫時性微量出血，也就罷了。**若咳血持續一週以上，有相當血量，或伴隨胸痛、呼吸困難、夜間盜汗、體重減輕、發燒等症狀時，務必求醫檢查。**

除了問診之外，最基本的檢查就是胸部X光攝影。當X光攝影無異常發現，咳血又於一週內消失，若無特殊考量只要追蹤即可。

如果咳血持續、X光攝影有異狀，或有其他高風險因素，就須安排進階檢查，例如胸部電腦斷層攝影或支氣管鏡檢查，再依照檢查結果決定下一步驟。電腦斷層攝影可以提供相當豐富的資訊，在常見咳血的疾病如支氣管擴張症，可以確立診斷，不必多所臆測。

即使經過詳細檢查，仍有百分之十到十五的人無法找出病因，最好請耳鼻喉科醫師再確認一下，以排除鼻咽部病變的可能性。

Q 咳血病人何時可以暫時不做支氣管鏡檢查？

支氣管鏡檢查是侵襲性檢查，優點是直接觀察，一目瞭然，缺點是過程並不好受，略具風險（請見第三章 p. 57「支氣管鏡檢查會產生什麼併發症？」的說明），若非必要不會安排。

咳血病人可以暫時不做支氣管鏡檢查的情況如下：

1. 病情明朗，確定是良性疾病者。
2. 肺部以外的出血。
3. 病人身體太虛弱，不管檢查有何發現均無法採取行動者。
4. 非吸菸者，而且胸部X光片無癌症跡象。

胸痛

Q 胸痛一定跟肺疾有關？

胸痛的原因很多，肺疾只是其中之一。其他如心血管疾病、骨骼肌肉疾病、皮膚病、胃腸疾病等都可能造成胸痛。

病人要留意胸痛的相關因素，例如疼痛位置、性質、持續時間、相關惡化或緩解的情況、會不會延伸到其他部位等資訊，提供醫師參考。

最常見的胸痛是肋間神經痛，位置不定，時間短暫，病人形容像針刺一樣，幾秒鐘就過去了。這經常與壓力太大、精神緊張有關，一般不需特別處理，將生活步調放慢、自我調適即可改善。

常見於老人的帶狀皰疹，經常沿著肋間神經分布的範圍侵襲神經，可能在皮膚病灶出現前就胸痛，一、兩天後才在皮膚上出現皮疹。

這種痛不但嚴重，也會持續很久。一旦得病，越早使用抗病毒製劑，治療效果越佳，可以縮短病程。但是神經痛仍可能持續數月，甚至數年，影響生活品質甚鉅。

骨骼肌肉系統疾病也會導致胸痛。跌倒、外傷、姿勢不良引起的肌肉拉傷、肋骨斷裂都有可能。

有些人平時不運動，一時興起沒有足夠暖身或使用器具不當，便容易造成運動傷害。此類胸痛通常有局部痛點，變換姿勢時更加疼痛。

肺部相鄰器官如心臟、食道、胃腸的疾病也可能引發胸痛，如狹心症、心肌梗塞、食道炎、胃食道逆流、胃潰瘍、十二指腸潰瘍等。

典型的狹心症與心肌梗塞發生於左胸，有悶悶的壓迫感，在冷天、運動中或情緒激動時發作，可延伸至左臂、肩膀或下巴，有時痛到冒汗。如果在睡夢中痛醒可能是非典型的狹心症，極為危險，務必盡早就醫。

食道炎、胃食道逆流等消化道疾病的疼痛常伴隨心窩處灼熱感，進食後躺下更加明顯。

劇烈的咳嗽也會引發胸痛，因為咳嗽時呼吸肌肉反覆急遽收縮，力量之大有時連肋骨都可能咳斷。

Q 引起胸痛的肺疾之中，最常見的原因是什麼？

肺疾引起的胸痛以肋膜受刺激最常見。

肋膜是肺部外圍與胸廓之間兩層薄薄包膜，其間有少量肋膜液作潤滑之用。當肺疾波及肋膜，炎性反應造成兩層薄膜相互摩擦，不管是咳嗽、深呼吸、轉動身體都會感到疼痛。

如果肋膜液總量增加，除了胸痛還會感到呼吸困難。

Q 不痛不咳的，怎麼一發現就是肺癌末期？

肺泡本身沒什麼痛覺神經，位於周邊的肺部腫瘤，因為離氣管與主支氣管很遠，也比較不會引起咳嗽，在腫瘤大到刺激肋膜之前可以沒有症狀。

常聽見親朋友人不痛不咳的，一發現就是肺癌末期，其實與病灶生長的位置有關。

呼吸困難

Q 呼吸困難要考量哪些原因？

呼吸困難是很主觀的描述，感覺因人而異。有人形容為氣喘，有人形容為胸悶，也有人經常要喘口大氣才感到舒服。**不善表達的老人家可能只會描述身體有說不出的不適，也有人以日常活動減少來表現。**

一般人在平靜狀態下不會感覺呼吸費力，遇有焦慮、憤怒或劇烈運動時之呼吸困難是正常生理反應。

與心理因素相關的「過度換氣症候群」，病人因為情緒激動而用力呼吸，體內二氧化碳排出太多，身體酸鹼值失去平衡，會覺得手麻、頭暈、呼吸困難。

雖然自覺狀況嚴重，其實並無大礙，有經驗的醫師很容易診斷，治療也不難：拿個塑膠袋罩在口鼻處呼吸，讓二氧化碳濃度恢復正常就好了。

至於肺疾病患的呼吸困難，則常見於氣喘、慢性阻塞性肺疾、肺炎、肋膜炎、塵肺症、肺栓塞、過敏性肺炎等。

其他如貧血、心衰竭、內分泌疾病、肥胖，任何影響肺部功能或改變身體能量需求的情況，也都可能造成呼吸困難。

銀髮族因為身體退化，肺功能變差，除了肺活量減少以外，腦部對缺氧的反應也較為遲鈍。即使身體已處於缺氧狀態，呼吸困難的感覺也不如年輕人明顯。所以真有症狀出現，切不可等閒視之。

請留意相關情況，例如：有喘鳴聲可能為急性氣喘發作；情緒很激動可能是過度換氣症候群；平躺時感覺呼吸困難、下肢水腫可能是心衰竭；一動就喘的老菸槍多半是慢性阻塞性肺疾。

第三章

肺部有狀況該做什麼檢查？

- 胸部 X 光檢查
- 血液檢查
- 支氣管鏡檢查
- 特殊影像檢查
- 肺功能檢查
- 痰液檢查
- 肋膜穿刺
- 求醫小叮嚀

迷思破解篇

胸腔疾病一定要照胸部 X 光？

胸腔疾病除了醫師問診與身體檢查之外，經常要安排胸部 X 光攝影，但不是所有疾病都可以藉由胸部 X 光顯現出來。

例如，氣喘病人的胸部 X 光片一般並無異常，要靠病史與聽診來診斷。

理論上，胸腔疾病不是非照胸部 X 光不可，初診病人若安排 X 光攝影，目的是排除其他疾病的可能性。

我老是咳嗽，是不是該照個肺鏡？

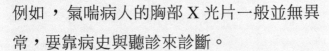

很多長期咳嗽的病人會提出這個要求。

所謂的「肺鏡」，正確的名稱為支氣管鏡，是一種侵襲性檢查，只有在必要情況下才會安排（請見 p. 55「什麼情況下才會做支氣管鏡檢查？」的說明）。其風險與施作過程的難受度皆高於胃鏡。

一般是醫師認為有需要時再施行即可，不需由病人主動要求。

懷疑自己有肺疾，是不是該要求抽血檢查？

血液檢查在胸腔內科門診通常作為輔助之用，執行的機會不如胸部 X 光攝影與肺功能檢查。通常由醫師視需要來安排（請見 p.49「什麼時候要做血液檢查？」的說明），缺乏特定目的的全面篩檢並無意義。

胸部 X 光片看起來「正常」就代表沒有病灶？

胸部 X 光有其限制，大約有百分之二十到二十五的肺部在一般胸部正面照中受到遮蔽，位於視野死角地區。

例如心臟後面、橫膈下面、縱膈腔、骨頭重疊之處或太小的病灶，都未必看得出來。一般零點八到一公分大小的病灶，看到的機會只有百分之五十。但皮膚上的凸起或是乳頭的陰影，又常被看成肺部結節。

確實發生過的故事是：才照了胸部 X 光被告知沒有問題，一、兩個月之後卻診斷為肺癌。機會雖然不高，卻是實際案例。

報告上的「胸部 X 光無異常發現」不能保證絕對安全，整體評估要配合醫師的判斷。

坊間「一滴血檢測癌症」的廣告可信嗎？

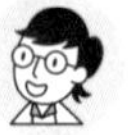

坊間常有「一滴血檢測癌症」之類的廣告，但目前並無足夠的科學證據，也沒有任何腫瘤指標可以明確診斷肺癌，因此不能以此作為早期肺癌的篩檢工具，大家不可輕信。

知識建立篇

胸部X光檢查

Q 照胸部X光時要注意什麼？

除了例行的醫師看診之外，肺疾最基本的檢查就是胸部X光攝影。檢查時一般採站姿，X光方向由後往前，距離約為六呎。技術員會要求：「深吸一口氣，閉住氣不要呼吸。」同時按下按鈕攝影。請配合指令，盡量吸飽氣。

此時肺部因深吸氣而張開，橫膈膜下降，影像最清楚。若吸氣不足，肺部沒有完全張開，容易誤判為肺紋增加。

攝影時如果移動身體，會造成影像模糊，增加判讀困擾。

當身體虛弱無法站立時，可以採坐姿或臥姿拍攝。此時X光方向由前往後，距離較短，肩胛骨未張開，橫膈膜位置較高，影像品質較差，判讀較為困難。有特殊需要時會另外拍攝側面照、斜面照、肺尖照與側臥照，參考不同體位重新整合影像，使判讀更加精準。

Q 判讀胸部X光片時不能只是「看圖說話」？

X光片大致區分為五種基本影像濃度：最黑的是空氣，依次為脂肪、軟組織、骨頭與金屬。

有的病人會看著片子嘀咕：「今天看起來比較黑，這是什麼病？」或指著某處問：「這裡怎麼這麼白？是不是有問題？」

其實不同的攝影條件，曝光程度有別。所謂的「黑」、「白」和組織成分與電壓有關，不能單純以眼前所見來「看圖說話」。

一系列追蹤、比較影片時，除了基本的解剖學位置之外，還必須考慮很多因素。影像品質優良，判讀才會正確。

Q 如何避免胸部X光片的誤判？

判讀胸部X光片時，有病看成沒病的偽陽性機率約為百分之一至十五，沒病看成有病的偽陰性機率約為百分之二十至三十，數值高低由影像品質與判讀能力決定。

為了避免誤判，可以定期追蹤、做系列比對，高危險群再加做電腦斷層等其他精密檢查。

胸部X光正常僅表示在可見範圍之內未發現明顯病灶。是否確實無肺疾，還要考量病史、身體檢查結果與其他因素才能決定。

Q 照一次胸部X光會接受多少輻射？

自然界存在背景輻射，劑量隨各地區天然條件而異。臺灣的背景輻射約為每年二毫西弗。

高處空氣稀薄，接受輻射較多。空服員與常常搭機的人，輻射暴露量也大。

照一張正面胸部X光的輻射暴露量約為零點零二毫西弗，大約是暴露於背景輻射三點六天的量。

做一次胸部電腦斷層攝影的輻射暴露量約為五到八毫西弗，大約是暴露於背景輻射二年半至四年的量。

Q 多久可以照一次X光？

一般人都了解輻射會傷害人體，增加致癌的風險。病人就常問：「多久可以照一次X光？」但這個問題沒有標準答案。**風險高低是隨著輻射暴露量、年齡、性別、不同器官而異。劑量愈大、年齡愈輕，風險愈高。**

致癌的風險因素甚多，大致的參考數字為：輻射暴露量十毫西弗，癌症機率約為兩千分之一（美國食品藥品管理局資料，僅供參考）。正子攝影、核醫檢查或血管攝影的暴露量更高。

公衛統計資料顯示：一生中所接受的醫療輻射估計約減少三十天的壽命，

與背景輻射的危害相仿，但是每天一包菸所減少的壽命可高達二千二百五十天。**與其擔心多久可以照一次X光，還是戒菸比較實在。**

Q 誰需要特別留意各種檢查的輻射量？

各種檢查的輻射量因機種、型號不同，各家數值差異甚大。考量風險與利益因素，沒有必要的檢查就別做，但也不必太在意致癌機率而錯失應有的處置。**畢竟輻射致癌需要長久時間，對銀髮族而言，相關考量有點不切實際。**來日方長的嬰幼兒、年輕人才比較需要加以防範。

加護病房的患者幾乎天天照X光，有時一天還不只一次。因為眼前病情有急迫性需要，所以不必考慮不知何時才會出現的輻射傷害。

Q 胸部X光檢查報告常提到哪些專有名詞？

有些胸部X光檢查報告常提到這些專有名詞：疑似肺氣腫、肺紋增加、主動脈弓彎曲、肉芽腫、肋膜增厚、局部浸潤、疑似肺結節與動脈粥狀硬化。

這些字眼對於容易緊張的人往往造成沉重的心理負擔，甚至輾轉難眠。其實檢查的目的在找出所有正常範圍之外的發現，未必就是疾病。在此針對這些名詞做簡單說明：

1. 疑似肺氣腫

診斷肺氣腫要配合疾病史、臨床症狀與肺功能檢查。沒有症狀的人很多只是體型高大、肺部較長，在光看片子、不明就裡的情況下被誤判為肺氣腫。如果肺功能正常，無須過度焦慮。

2. 肺紋增加

肺紋是肺部血管的影子，肺紋增加可以是單純的吸氣不足，讓血管擠在一起；或受吸菸、空氣汙染影響，使肺部「看來髒髒的」；也可能是間質性肺疾、肺癌等嚴重疾病。專科醫師可以協助病人釐清問題。

3. 主動脈弓彎曲

主動脈弓彎曲程度與年齡有關，年過四十會越來越明顯。經驗夠的醫師看片子就大致猜得出病人的年紀，再配合背景資料判讀，可以讓病人安心。

4. 肉芽腫

肉芽腫聽起來很可怕，其實只代表過去的肺疾所留下的痕跡，多半無重大意義，持續追蹤即可。

5. 肋膜增厚、局部浸潤

問題可大可小，要實際看到片子，評估其影響範圍與嚴重程度才能決定。

6. 疑似肺結節

疑似肺結節可能是腫瘤，也可能是乳頭的影子、皮膚上突起的痣、骨頭或血管交錯的影子。由專科醫師根據肺結節的大小、外形、位置、影像濃度、鈣化方式、生長速度等做初步判定，再安排後續處理。

7. 動脈粥狀硬化

老人常有的發現，可能與心血管疾病相關，建議請心臟科加以評估。

肺功能檢查

Q 為什麼要做肺功能檢查？

肺功能檢查可以偵測呼吸功能的異常並予以量化。一系列檢查可追蹤病程、評估治療效果，也可以作為身心障礙程度鑑定與手術前風險預估。

有些疾病例如阻塞性肺疾，胸部X光檢查可能正常，但肺功能卻呈現明顯通氣障礙。這種功能方面的估算很難以影像檢驗來取代。看似簡單的吸氣、吐氣檢查，卻有它無可取代的地位。

Q 一般醫院的例行體檢有包括肺功能檢查？

常見的肺功能檢查項目包括肺量與容積、肺瀰散量、支氣管激發試驗、支氣管擴張劑試驗、運動試驗等（請見p. 45「什麼是肺量與容積檢查？」至p. 47「什麼是運動試驗？」的說明），最基本的檢查就是肺量與容積。

一般醫院的例行體檢未必包括肺功能檢查，有相關症狀如呼吸困難或活動力受限的民眾可以另外補做。

Q 依據肺功能檢查的結果，可以區分肺疾種類？

不同人種的肺功能理想值有不同的估算公式。根據受試者的性別、年齡、身高計算出理想值，再與實測值相互比較算出數值，就可以評估肺功能的好壞。

依據功能上的變化，肺疾可初步區分為阻塞型通氣障礙與侷限型通氣障礙。前者如氣喘與慢性阻塞性肺疾，用力一秒吐氣量降低得比肺活量明顯。後者如肺纖維化、支氣管擴張症與胸廓疾病，用力一秒吐氣量與肺活量會等同降低。

有些疾病兼具兩者特性，就是混合型功能障礙。

做這樣的區分有助於診斷與治療，協助分辨呼吸困難的來源，了解肺疾的性質與嚴重程度。

Q 肺功能檢查的注意事項有哪些？

肺功能檢查是否正確有賴儀器精密、過程指導與病人配合。當這些條件無法滿足時，報告就不夠精準。

為了得到正確檢查結果，有些注意事項：

1. 檢查前三十分鐘內避免劇烈運動，一小時內請勿吸菸，二小時內請勿吃大餐，四小時內請勿飲酒，避免含咖啡因飲料。
2. 穿著寬鬆舒適服裝。
3. 以最大力量配合指令吸氣、吐氣。
4. 請教醫師檢查當日是否要停用特定藥物。

肺功能檢查若涉及身心障礙鑑定與兵役體檢，因負有法律責任，對於病人配合程度的要求會更嚴謹。

銀髮族做這類檢查時，常因重聽或溝通不良而無法得到滿意結果，若有熟知老人家習性的家屬陪同解釋，用病人能理解的方式說明，可收事半功倍之效。

Q 什麼是肺量與容積檢查？

內容包含肺活量、用力一秒吐氣量、全肺量。

一般檢查至少要用力吹氣三次，三次結果必須有一定的重現性，才是可靠的報告。觀察圖形可以得知病人是否配合，有沒有盡力。品質不佳的報告缺乏參考價值，亦無法開具證明。

肺量與容積檢查儀器較為簡單，許多基層醫療院所就有桌上型儀器可做初步篩檢，但這種簡易儀器測得的資料僅供參考。

醫院的設備較為完善，不僅儀器精密，還必須根據氣壓、氣溫等每日校正，人員也經過特別培訓，因此可信度較高。

Q 什麼是肺瀰散量檢查？

肺瀰散量檢查是利用一氧化碳與血紅素結合的速度比氧氣高上二百倍的特性，讓病人吸一口極低濃度的一氧化碳後閉氣十秒鐘，接著測量一氧化碳消失量，藉此評估肺泡的氣體交換能力。

肺瀰散量檢查是極為靈敏的檢查，可在胸部X光片未出現異常或在病人有主觀症狀之前就偵測出疾病，肺瀰散量異常是許多肺疾最早出現的病徵之一。

不過，肺瀰散量是比較特別的檢查，要到較大的醫院才能做。

Q 什麼是支氣管激發試驗？

氣喘患者未發作時，肺功能可能完全正常，聽診亦無異常，這時要建立診斷便可以做支氣管激發試驗，讓病人循序吸入少量刺激性藥品，並測量肺功能下降程度，藉此評估呼吸道的敏感程度。

嚴重敏感的人吸入極低濃度就可觀察到肺活量減少的現象，吸到一定濃度還未見反應就是表現正常。

一般人在上呼吸道感染、劇烈運動、暴露於冷空氣之後敏感度會增高，安排檢查時宜避免這些干擾，結果才會正確。

這項檢查會受藥物影響，事前必須停用相關藥物才能得到正確結果。

要特別注意的是，做這個檢查會吸入刺激性藥劑，略具風險，所以檢查後最好在醫院停留三十分鐘，確定無異狀再離開比較安全。

此檢查也是要到較大的醫院才能做。

Q 什麼是支氣管擴張劑試驗？

支氣管擴張劑試驗是用來評估呼吸道對藥物治療的反應。有呼吸道阻塞的病人吸入支氣管擴張劑以後，測驗其肺功能改善程度，便可以了解支氣管擴張劑之療效。

與支氣管激發試驗相同，支氣管擴張劑試驗也會受藥物影響，事前必須停用相關藥物才能得到正確結果。

Q 什麼是運動試驗？

運動試驗的方法很多，可運用腳踏車、跑步機，或上下階梯、六分鐘步行測試、十米往返測驗等。

目的除了協助肺部復健、評估療效、分辨疾病類型外，也可作為研究之用。

運動中要測量許多參數，除了基本的呼吸、心跳、血壓偵測，還可能要抽血。比較運動前後的參數變化，可獲得豐富的臨床資訊。

Q 為什麼要做手術前肺功能檢查？

手術前肺功能檢查對肺疾患者與接受胸腔或上腹手術者極為重要。例如，橫膈膜是最重要的呼吸肌肉，而上腹手術會影響橫膈膜運作，術後有可能造成呼吸不全，所以術前需要透過此檢查來進行評估。

此外，上了麻醉之後肺葉會部分萎縮，這會不會對肺功能不佳的病人產生危險？必須切除部分肺臟的人，剩下來的組織夠不夠應付日常生活所需？這些問題也都要在事前精準評估。

簡言之，肺功能檢查可用來估計麻醉風險，預測術後殘餘肺活量，亦能作為嚴重肺疾是否需要移植之參考。

血液檢查

Q 什麼時候要做血液檢查？

原則上是懷疑有感染症或其他疾病時先測量全血細胞計數、進行生化檢驗，以了解病人的基本狀況，再視需要選擇進一步的檢驗項目。

若全血細胞計數的結果是紅血球增生過多，表示有慢性缺氧，紅血球過少則是貧血。白血球過多是疑似有感染，白血球過少是免疫功能不全。測量血小板數量則是檢驗凝血功能。

生化檢驗可檢測基本肝、腎功能、有無電解質異常、糖尿病、營養不良或代謝異常。

較常見於胸腔科病人的是呼吸困難需評估是否缺氧，或懷疑是否有二氧化碳累積，身體如何代償（註）時，要抽取動脈血做血液氣體分析，作為氧氣治療或使用呼吸器的參考。

疑似腫瘤、新陳代謝或免疫疾病時，另有特殊指標可供測量。

各種檢查族繁不及備載，視病人個別情況而定。

註：代償是一種自我保護機制，用來淡化身體面臨的變化。例如，血液中二氧化碳過高有酸中毒之虞時，體內鹼性物質會增加。

Q 即使腫瘤指標正常，也不能排除罹癌的可能？

各種腫瘤指標的特異性與敏感性均不相同，所代表的意義要考慮個別狀況。很多略高於正常值的腫瘤指標，反映的可能只是發炎而已，不需要看著體檢報告上的紅字暗自落淚。

同理類推，即使腫瘤指標落在正常範圍內，也不能排除罹癌的可能。就算是末期癌症，某些指標也可能表現正常。

Q 發現肺癌腫瘤指標產生變化該如何反應？

目前常見的肺癌腫瘤指標有 Cyfra 21-1、CEA、CA125、CA199、SCC、NSE 等。

已罹癌的病患可以將腫瘤指標之變化作為治療效果的參考，也可據以判斷疾病的嚴重程度。

一般體檢病人若有腫瘤指標異常增高的情況，可依其特異性做相關檢查。例如，CEA、CA125、CA199同時與其他癌症如大腸直腸癌、卵巢癌、胰臟癌相關，若指標太高就要檢查可疑器官。

僅僅稍高於正常值，臨床上又沒有異狀的病人，可間隔一段時間（約兩個月）再測一次腫瘤指標，根據其變化做後續處理。

值得注意的是，由於各醫療機構設備不同，腫瘤指標的正常值會有出入，因此不宜將不同機構的數值拿來相互比較。

痰液檢查

Q 痰液檢查的目的為何？

痰液可以做顯微鏡檢視或培養，觀察有無細菌或結核菌感染，也可以做癌症篩檢，尋找惡性細胞。

一般細菌培養的目的除了分辨菌種，也會做藥物敏感測試，藉以找出最適當的藥物，作為治療時的參考。

如果菌量足夠、培養環境適宜，便可以順利得知感染菌種與適用藥品。吸菸者的痰中常見脫落的變性細胞，可能是早期癌變，需要定期追蹤。若懷疑發生惡性變化，有罹癌之虞，應做全套相關檢查。

Q 取得痰液檢查檢體時要注意哪些事？

取起床清水漱口後用力咳出的第一口痰，置於送檢容器中，盡快送到檢驗室化驗。

漱口的目的是除掉口內細菌，避免干擾。

用力咳嗽可以咳出肺部深處的痰，正確性比較高。

盡快送檢可避免細胞變形與細菌滋生，影響判讀結果。

有些人咳了痰還用衛生紙包著，這樣的檢體無法處理。

Q 取得的檢體是口水還是痰液？

檢體在顯微鏡下可以分辨是痰液還是口水。當低倍顯微鏡視野內看到的鱗狀上皮細胞小於十個，中性白血球大於二十五個，便可視為合格檢體，不然就是口水。口水沒有參考價值，只是耗費資源而已。病人在取痰時可以先自行評估一下，沒有痰就先不送檢，不必勉強。

Q 痰液檢體未能培養出細菌時該怎麼辦？

檢體處理不當、培養環境不適合，或病人已使用過抗生素時，未必可以培養出細菌，通常要等待一週才會發出「未培養出細菌」的正式報告。門診病人無法久候，醫師可以憑經驗先投藥，再根據細菌學鑑定結果調整用藥。

Q 疑似肺結核的痰液篩檢流程為何？

若懷疑是肺結核，則要連送三天痰液篩檢。咳不出痰的病人可吸入濃度百分之三的食鹽水噴霧，幫助痰液生成。無痰可驗時，因為人體會不自覺吞痰入腹，所以可插鼻胃管抽取胃液送檢。若狀況特殊，需要肺臟深處的檢體時，可以利用支氣管鏡從特定部位取痰。傳統檢查方式的抹片報告會先出爐，約一週即有初步結果，但最終鑑定因結核菌生長緩慢、培養費時，大約兩個月才會有報告，請耐心等候。現在有較先進的分子生物技術可以縮短等待時間，但礙於現實條件尚無法廣為運用，仍不能取代傳統檢查。

我國有嚴密的公共衛生網路，只要填寫正確的地址，相關單位便會主動通知並聯絡周遭人員檢查，以避免肺結核之散播。

支氣管鏡檢查

Q 什麼情況下才會做支氣管鏡檢查？

支氣管鏡檢查是侵襲性檢查，只有在必要情況下才會安排。例如，原因不明的肺部病灶、肺葉塌陷、阻塞性肺炎、疑似腫瘤、咳血等。

支氣管鏡可以直視呼吸道內的病灶，刷取檢體做細菌學、細胞學與病理學檢查，也可以細針穿刺取得檢體或夾取切片送病理診斷。

其他臨床運用包括：輕微的出血可用支氣管鏡抵住出血部位來止血、直接移除異物阻塞、抽取深部痰液送檢、引流膿瘍、肺泡灌洗、支氣管內病灶超音波檢查、雷射治療或放射線治療等。

Q 支氣管鏡分為幾種？

支氣管鏡分為軟式與硬式兩種。

軟式為可彎曲的軟管，直徑大約零點六公分，由鼻腔或口腔伸入肺部，可以進到較深的部位。在門診局部麻醉即可施行，較舒適也較常做。

硬式為硬管，管徑較粗，觀察與操作空間較大，像吞劍一樣由口腔伸入氣管，一般由胸腔外科醫師於手術室中施行。

Q 做支氣管鏡檢查時要注意什麼？

需要**空腹四小時以上**，以免麻醉後引發嘔吐，有吸入性肺炎之虞。

檢查前需注射 atropine 以減少分泌物。

麻醉時先使用局部麻醉劑 xylocaine 噴灑喉嚨，再吸入藥劑做支氣管內的局部麻醉。

有氣喘、青光眼、尿毒症、心臟病、高血壓、出血傾向、麻醉劑過敏者請事先告知。

另外，有戴活動假牙者，要記得取出。

支氣管鏡檢查過程比胃鏡難受，受檢時無法出聲，若有不適可以舉手表達。

為了確保安全，檢查中會偵測血氧飽和度。喘不過氣時，可以鼻管供給氧氣避免缺氧。

Q 支氣管鏡的施行難度與病灶位置有關？

當病灶位於中心位置時，支氣管鏡可以直視目標，切片容易進行。若病灶位在邊陲地帶，無法直接看見，施檢者就要穿上厚重的鉛衣，在螢光透視下從迷宮般的呼吸道中，以導線找出通往病灶的路徑以取得標本。因為難度很高，依照不同醫院的現實條件，有時會建議直接手術取代此種檢查。

Q 支氣管鏡檢查會產生什麼併發症？

少數人檢查後可能出現出血、發燒、氣胸、感染等併發症，最好有親友陪同受檢，幫忙照顧。

Q 做完支氣管鏡檢查後要注意哪些事？

做完支氣管鏡檢查不可馬上進食，要等麻醉劑作用消退後（約一至二小時），先小量測試無礙再正常飲食，以避免吞嚥時嗆傷，有吸入性肺炎之虞。

檢查後一、兩天可能有少許出血。**若有發燒、持續大量咳血、劇烈胸痛或呼吸困難，應立即就醫。**

Q 支氣管肺泡灌洗術的施行時機與方式為何？

當肺部出現原因不明的廣泛病灶，或懷疑是肺出血、間質性肺疾或不尋常的感染時，經常需要做肺泡灌洗術。

此時必須重複灌入少量無菌生理食鹽水，再抽出來化驗其成分，做細胞、生化與免疫分析，以協助診斷。

這種方法也能夠洗除有害物質，用來治療肺泡蛋白質沉積症。

施作過程好似輕度溺水，滋味相當刻骨銘心，並非一般人想像的「肺部不乾淨，洗一洗就好了」那麼雲淡風輕，所以醫師沒有建議的話，並不建議自動請纓。

肋膜穿刺

Q 什麼情況下會做肋膜穿刺？

疾病波及肋膜產生肋膜積液時，病人會感覺胸痛與呼吸困難。肋膜積液可以源自肺疾，如肺炎、肺癌、肺栓塞；也可以源自肺疾以外的疾病，如心衰竭、肝硬化、腎病症候群等。

除非病因明確而且數量不多，不然一般都會安排肋膜穿刺。一方面可減輕症狀，一方面抽取檢體送檢，以探查原因。

以一般生化檢查分析其成分為滲出液或漏出液即可大致做個區分，找出治療方向。必要時還可以順便做肋膜切片，得到病理診斷。

資源有限的地方，直接經由基本身體檢查，聽診與扣診之後，即可決定抽水位置。設備完善的醫院，可藉由超音波導引進行肋膜穿刺。

Q 肋膜穿刺的併發症有哪些？

如果肋膜積液量不多，有少數機會刺破肺泡，造成氣胸。輕微氣胸會自行吸收，嚴重氣胸就要插胸管，增加病人不適。若有超音波掃描協助訂定下針之處，會比較安全。

當肋膜積液數量甚多時，可能需要引流以減輕症狀。引流速度不可太快，一天總量不宜過多（通常建議在一千毫升之內），避免短期內壓力變化太大，病人無法承受，水抽掉了反而更喘。

其他常見的併發症還包括出血與感染。

肋膜穿刺後若發生胸痛、呼吸困難，要立刻尋求協助。

特殊影像檢查

Q 胸腔超音波檢查沒有輻射問題？

超音波沒有輻射，機動性高，是一種非侵襲性檢查，對病人沒有任何不良影響，可以反覆施行，在各科運用極廣。

這種檢查運用聲納反射原理，當超音波接觸到不同介質如液體、軟組織或骨頭時，會有不同的回音。

此回音經電腦分析轉化成影像，可用於偵測不同介質交界之處。例如，肋膜積液、前後縱膈腔、橫膈膜疾病或緊貼胸壁的病灶。

Q 胸腔超音波最常使用的場合為何？

正常的肺部充滿空氣，胸腔超音波無法穿透，看不見內部病灶，所以胸腔超音波在常規檢查中用處不大。

但是肺部病變之後，肺泡被實質化，成為超音波的良導體，就可以經過此處透視到較深的部位。

胸腔超音波最常使用的場合是抽取肋膜積液時作為引導之用，可測知肋膜積液的正確位置，這時再下針可大幅降低氣胸的機率。

某些位於周邊、貼近胸壁的肺部病灶，亦可在超音波的引導之下，用細針穿刺取得檢體。

值得一提的是，若胸部X光片未見異狀，用超音波掃描整個肺部並無意義。

Q 電腦斷層攝影有什麼優缺點？

電腦斷層攝影屬於非侵襲性檢查，可提供的資訊比胸部X光詳盡許多，對於普通胸部X光不易顯示的腫瘤、不明原因的咳血、肺部浸潤或間質性肺疾頗具診斷價值。

此外，與支氣管鏡檢查、胸腔超音波導引相同，電腦斷層攝影也可作為組織切片之導引，取得檢體，供病理檢驗。

但這種檢查的輻射暴露量比胸部X光高很多，必須審慎評估風險與利益。每個人狀況不同，醫師會根據個別狀況選擇最恰當的檢查方式。

Q 電腦斷層攝影使用的顯影劑是什麼？

一般而言，電腦斷層攝影算是相當安全的檢查，同意書上的風險告知主要與顯影劑相關。

顯影劑是一種X光無法穿透的染料，施打的目的是增加對比，使影像更清楚，由醫師視需要決定是否使用。

因為顯影劑會由腎臟排出，所以注射之前要抽血檢驗腎功能。腎功能不佳的病人不宜使用，以免引發腎毒性。

注射之後，身體有灼熱感、口中感覺到藥味都是正常現象，無需驚慌。

含碘顯影劑有可能在部分病人身上發生過敏反應，有過敏病史者應先告知。

非離子含碘顯影劑較為昂貴，但比離子顯影劑安全，病人接受度也較高。但健保僅給付部分病人，不合給付條件者可考慮自費注射，以增加安全性。

Q 哪些人適合做低劑量胸部電腦斷層攝影？

所謂的低劑量胸部電腦斷層攝影，是利用螺旋狀照射快速成像，不必施打顯影劑，輻射劑量比傳統胸部電腦斷層攝影低，可用於高風險個案的篩檢與追蹤，降低其暴露風險。

有吸菸或家族癌症史等的高風險病人，可考慮以此方式篩檢肺癌。

Q 什麼是磁振攝影？

胸腔疾病的進階影像檢查原則上仍以電腦斷層攝影為主，磁振攝影屬於特殊檢查，並非常規檢查。一般是醫師需要進一步資料時，作為輔助性檢查之用。

磁振攝影是利用磁電波傳入人體，使體內原子發生反應，再用電腦記錄成影像。

優點是可以提供縱向或斜向的影像，多運用於觀察心血管系統或軟組織。不過，肺實質病變的磁振攝影解析度，並未優於電腦斷層攝影。

曾裝置心臟節律器或體內有金屬異物如人工關節、金屬性心臟瓣膜、血管瘤手術夾、電子性傳導器時，無法施行磁振攝影。

病人躁動不安、無法合作時也不適合。

Q 什麼是正子攝影？

正子攝影跟磁振攝影一樣，屬於特殊檢查，並非常規檢查。

正子攝影是利用癌細胞對葡萄糖代謝高於正常細胞的原理，將含有放射性物質的葡萄糖打入體內，藉以分辨腫瘤是良性還是惡性，並探究其影響範圍。

正子攝影除提供影像之外，還有生理功能資訊，可以搭配電腦斷層攝影，讓檢查更精確，對肺癌的診斷與評估有其貢獻，但必須克服一定比例的偽陽性與偽陰性結果。

Q 肺疾病人還有什麼特殊影像檢查？

其他特殊影像檢查種類繁多，肺癌病人常做的是腦部掃描與全身骨骼掃描，以偵測有無遠處轉移。

間質性肺疾病人也常做核醫肺部掃描，評估疾病活性與發炎狀況。

懷疑有肺栓塞的病人會安排肺通氣－灌流掃描，並配合下肢靜脈攝影、肺血管攝影等以建立診斷。

核醫顯影藥劑是將同位素注射於體內，檢查完身上仍會有微量放射性物質，要多喝水以加速排除。

相當規模的醫院才有此設備，一般院所做這些檢查的機會不高。

求醫小叮嚀

Q 你的親友有這樣的錯誤醫療觀念與就醫習慣嗎？

醫師：「婆婆早，有什麼問題嗎？」婆婆：「我咳嗽。」

醫師：「咳多久了？」婆婆：「咳很久了。」

醫師：「請問很久是指幾天？還是幾個月？」婆婆：「反正就是很久，咳到都想吐了。」

醫師：「您能不能給個期間當參考呢？」婆婆：「大概是從我媳婦坐月子開始到現在，我一定是得了支氣管炎，麻煩給我開幾天消炎藥。」

醫師：「……。」

你的「很久」可能是醫師的「不久」，請提供一個精確的數字作為參考。劇烈咳嗽會想吐是一種生理反應，不代表疾病很嚴重。很多肺疾的初期症狀極為類似，一般人無法分辨，並非咳嗽就是支氣管炎；即使是支氣管炎，也不是用消炎藥治療。

何況病人口中的消炎藥與學理上的消炎藥並不一樣。已經掛號看診，不妨把診斷、開藥的工作交給專業人士吧。

老人家的醫療觀念與就醫習慣改變不易，這種交集有限的溝通方式，有賴雙方努力來化解。

Q 看病前最好將哪些東西整理好給醫師參考？

所有相關症狀、時間長短、有沒有使症狀惡化或緩和的因素、有沒有同時罹患其他疾病、接受過重大手術、家族病史、特殊職業、目前服用何種藥物、有什麼過敏禁忌、任何醫院檢查報告等。

Q 已看過其他醫師，需要主動告知嗎？

如果已看過其他醫師請主動告知，搭配可取得的報告與影像，處理起來事半功倍。

最忌諱祕而不宣，在不同醫院重複同樣檢查，並且私下比較前後醫師說法有何異同，自己多所臆測。

因為病程前後差異，所提供的資訊有別，做這樣的比對並不恰當。

Q 病人發現體檢報告有異狀時應該注意什麼？

另一個常見的問題是體檢報告有異狀，例如胸部X光攝影呈現主動脈彎曲、肺紋增加，但病人毫無異狀。

如果是醫院出的報告最好回院追蹤，可以實際看到影像，眼見為憑。一直在同一家醫院檢查時，還可比對數年間一系列影像的變化，參考價值更高。

如果是健診中心出的報告，且未提供看診服務時，請申請影像檔拷貝。常有人收到報告一急之下就直奔醫學中心，但未檢附任何資料，也沒有附上影像。即使是近期照的片子，為了實際評估，不得不再照一次。短時間內反覆暴露於X光之下，浪費醫療資源是其次，平白接受不必要的輻射，有礙身體健康才是主要的考量。

Q 病人適合主導檢查嗎？

有的病人很有主見，希望由自己主導檢查。

病人：「我想做一個胸腔超音波檢查。」

醫生：「請問有什麼不舒服嗎？」

病人：「沒有。就是胸部X光照不出來，才想做個超音波再看看。」

事實上，各種不同的檢查有其應用範圍，超音波有先天條件上的限制，並非所有肺疾一體適用。

一般胸部X光看不到的疾病，超音波大概也幫不了什麼忙。

最理想的作法是提出問題後，由醫師視情況安排適合的檢查。

第四章

肺疾如何診斷與治療？

- 上呼吸道感染
- 氣喘
- 肺結核
- 支氣管擴張症
- 睡眠呼吸中止症
- 慢性阻塞性肺疾
- 肺栓塞
- 肺炎
- 肺纖維化與間質性肺疾
- 肺癌

迷思破解篇

我咳了一個月，是不是慢性支氣管炎？

常有門診病人憂心忡忡地問：「我咳了一個月，是不是慢性支氣管炎？」

診斷慢性支氣管炎必須在沒有其他肺疾的情況下，一年至少咳三個月並持續兩年以上，所以無須輕易驚嚇自己。

倒是積年的老菸槍早已習慣了咳嗽，就算被認定為慢性支氣管炎，還不以為意，不知其嚴重性（請見 p. 79「慢性阻塞性肺疾的致死率高嗎？」至 p. 94「如何防治慢性阻塞性肺疾？」的說明）並及早戒菸，令人扼腕。

氣喘病人不宜運動？

運動有益身體健康，氣喘病人只要有適當的預防與處置，仍應鼓勵體能活動。

與結核病人共餐最好另備食具？

結核菌很少經由食具或個人用品而傳播，同桌進食不必另備碗筷。

肺炎一定會發燒？

肺炎不一定會發燒。免疫功能低下者常無明顯症狀，容易被誤診（請見 p. 117「肺炎的症狀有哪些？」）。

打鼾可能是嚴重疾病？

打鼾的人很多，但若鼾聲過於吵雜、整天瞌睡連連的人，最好接受睡眠檢查，確認是否罹患睡眠呼吸中止症。

知識建立篇

上呼吸道感染

Q 什麼是上呼吸道感染？

最常見的呼吸道疾病就是感冒，正式的醫學名詞為上呼吸道感染。一般成人一年平均會有二至四次上呼吸道感染，兒童則有六至八次。傳播方式是接觸環境中的病毒，或是經由病人的飛沫來傳染。與上呼吸道感染相關的病毒種類繁多，以鼻病毒為大宗，大約占百分之四十。其他還有呼吸道融合病毒、副流感病毒、流感病毒、冠狀病毒、腺病毒、腸病毒等，林林總總高達二百種以上。

因為種類太多，無法針對各個病毒一一製造疫苗，所以上呼吸道感染無法以接種疫苗來預防。

Q 你確定你只是「小感冒」嗎？

一般民眾習慣把諸多小小的身體不適稱為感冒，症狀以鼻塞、流鼻水、打噴嚏、喉嚨痛與咳嗽最為常見。

病人看診時，往往一坐下就聲明：「我感冒了。」醫師會委婉地回應：「請問哪裡不舒服？」但心裡可能想著「診斷的工作還是留給我吧！」例如，有些人並不是所謂的「感冒」，而是過敏。

至於老人家的早期心衰竭、過敏性鼻炎、胃食道逆流、惡性腫瘤、氣喘、肺炎等諸多疾病，症狀經常重疊，初期難以辨別，也不可一味視為感冒。

很多疾病的初期症狀都差不多，所謂的「小感冒」背後不排除有大問題存在。沒有問清楚來龍去脈，就無法鑑別原因，做出正確的處置。

Q 出現哪些症狀要考慮「小感冒」並不單純？

有下列情況時，就要考慮上呼吸道感染之外的其他原因：

1. 持續發燒超過攝氏三十八度（三天以上）。
2. 胸悶、胸痛。
3. 呼吸困難。
4. 咳嗽超過兩週。
5. 感冒次數太頻繁、病程拖太久。

這些症狀可能表示有隱藏性疾病或免疫機能不全，最好及早就醫。

Q 上呼吸道感染的併發症有哪些？

上呼吸道感染的症狀若是輕微，不見得要就診，大約數天之內可望改善。但少數人的鄰近器官可能會受到波及，造成鼻竇炎、中耳炎、扁桃腺炎或肺炎等併發症，需要積極處理。

Q 流感與普通感冒的差別在哪？

流感的病程與普通感冒不太一樣。

高燒、頭痛會相當明顯，全身痠痛、虛弱無力與咳嗽等症狀也嚴重許多。流感主要攻擊鼻、咽與支氣管，對銀髮族殺傷力尤大，經常造成慢性疾病突然惡化。

大約四分之一的老人得到流感以後會產生併發症。例如，氣喘或慢性阻塞性肺疾之急性惡化、肺炎、缺血性心臟病、中風，甚至造成死亡。

疑似流感要及早就醫，以避免後續問題。

Q 治感冒的成藥有什麼成分？有哪些副作用？

許多人認為上醫院太麻煩，感冒時寧可服用成藥。其成分以止痛退燒藥、止咳化痰劑、抗組織胺與抗鬱血劑為大宗。在買成藥前應對這些成分有所認識：

1. 老人家若是腎功能不佳，很多止痛藥是禁忌，最好先問過醫師。

2. 抗組織胺可以治療流鼻水、打噴嚏、皮膚癢，分為第一代與第二代藥物。第一代藥物藥效短、副作用較明顯，會引起口乾、嗜睡、影響解尿，不太適合老人。

3. 抗鬱血劑可以消腫、治療鼻塞，但是與心血管藥物有交互作用。

許多成藥為複方，含有兩種以上的成分，如果病人已服用多種藥物，藥物之間的互相干擾會是個嚴重問題，副作用可能比療效還明顯。

例如，老年男性多有程度不一的攝護腺肥大，有些抗組織胺或是含鴉片製劑的止咳藥可能造成解尿困難，甚至要去急診室導尿。

Q　若要服用成藥，還要注意什麼事？

在臺灣就醫十分方便，建議循正常管道看診為宜。即使要購買成藥，也請在有執業登記的合格藥局選擇有食藥署許可字號的合法成藥。

服藥前記得詳閱仿單（即藥品說明書），有疑問時請教專業人員。

抗生素應由醫師開處方，不要自行服用。

慢性阻塞性肺疾

Q 慢性阻塞性肺疾的致死率高嗎？

近年醫藥進步，許多慢性病人數都在減少，但慢性阻塞性肺疾卻逆勢上揚。根據世界衛生組織的預估，在二〇三〇年，慢性阻塞性肺疾將成為全球第四大致死疾病。

目前慢性阻塞性肺疾名列我國十大死因之一，平均造成七十歲以下人口十一年的生命損失。病人以男性居多、年齡偏高。盛行率依各國調查約從百分之八至二十不等。

但是多數民眾對此病認知不足、缺乏警覺，錯失防治先機，殊為可惜。

Q　罹患慢性阻塞性肺疾後，有可能完全痊癒嗎？

慢性阻塞性肺疾（註）是長期漸進性疾病，一旦得病就無法完全恢復正常，治療的主要目的是減輕症狀、延緩病程，盡量避免進一步惡化。

此種肺疾也經常伴隨其他疾病，使得臨床面貌更加混淆。

註：慢性阻塞性肺疾的定義、分級與治療有地域上的差異，是個人基因與環境互動後的結果，本書盡可能根據我國醫療現況來介紹。

Q　慢性阻塞性肺疾的主要致病原因為何？

最主要的病因為吸菸，約百分之三十的吸菸者將來會得到慢性阻塞性肺疾。

調查顯示，臺灣四十歲以上成人平均每六人就有一人罹患慢性阻塞性肺疾。以國內吸菸人口估算，將有百萬人以上罹患慢性阻塞性肺疾。

值得注意的是，國內近八成的癮君子根本不知道有這種疾病。聽過這個疾病的人，多數也並不清楚其特性，不知「吸菸」是主要危險因子。

更嚴重的是，將近四分之一的吸菸者已出現呼吸道症狀，開始進入病程，但僅有百分之二的人曾因此而就醫。

Q 即使不吸菸，也可能罹患慢性阻塞性肺疾？

不吸菸者也無法保證安全，大約有百分之三到十一的得病機率。歐美的公衛資料顯示，慢性阻塞性肺疾的危險因素與吸菸相關者占絕大多數，與呼吸道過分敏感相關占百分之十五，與職業相關占百分之十到二十。

例如，除了吸菸之外，其他危險因素包括：職場粉塵或化學物質暴露、兒時的上呼吸道感染、密閉空間內煮食、肺結核病史、空氣汙染、個人基因、慢性氣喘，以及燃燒動物糞便、木材、稻穀和煤炭等。

有些職業例如建築裝潢業、化工業、塑膠業、橡膠業、紡織業、皮革工、金屬工、煤礦工、油漆工，因為接觸有毒物質，風險較高。

與個人基因相關的因素是一種稱為 α-1 抗胰蛋白酶缺乏症的疾病，很年輕就會發病。如果有家族史，或是在四十五歲前就發現明顯的肺氣腫，便要做相關的基因檢測以釐清病因。

Q 罹患慢性阻塞性肺疾會發生什麼事？

隨著全世界吸菸人口增加與環境日益工業化，暴露於有毒物質的機率增加，這些毒素隨著每一次呼吸進入身體，久而久之造成呼吸道慢性發炎，肺泡壁彈性減退，受到永久破壞。

原本如細緻海綿的肺臟，孔洞越來越大，功能越來越差。氣流進出阻力增加，氣體交換功能異常，逐漸出現呼吸困難。而且氣道表皮細胞受毒素影響，腺體增生，分泌物增加，堵塞在呼吸道中，慢慢開始咳嗽、有痰。

痰液長期積存在肺部，具保護功能的上皮細胞又受到破壞，更容易發生各種繼發性感染，使得病程一次次急性惡化，最終走向呼吸衰竭。

典型的病程是病人於數年或數十年之間，咳嗽、咳痰日益明顯，上呼吸道感染的次數漸漸增加，運動耐受力逐漸下降，慢慢一動就喘，嚴重時住院治療。

病人一次又一次進出醫院，可能需要插管使用呼吸器。歷經反覆插管、拔管的折騰，最後帶著切開的氣管在呼吸照護病房終老。

Q 慢性阻塞性肺疾可分為哪幾種？

在臨床上，慢性阻塞性肺疾可大致區分為肺氣腫與慢性支氣管炎。前者以肺組織的破壞為主。病人外型乾瘦，主要表現為呼吸困難，經常稍微活動就喘。

後者以支氣管黏膜的慢性發炎為主。病人持續咳嗽、咳痰，體型較胖，因缺氧而嘴唇呈紫黑色。

不過，這兩種型態經常混合發生，有時不易區分。

Q 慢性阻塞性肺疾的早期症狀易與其他疾病混淆？

慢性阻塞性肺疾的早期症狀易與其他疾病混淆。例如，晨間咳嗽、呼吸急促、喘不過氣等症狀，容易與氣喘混淆。

醫師在診斷時可依據臨床資料、身體檢查、胸部X光與肺功能檢查綜合研判，與常見疾病如氣喘、心衰竭、支氣管擴張症等做區別。

Q 年逾四十出現哪些症狀要懷疑是慢性阻塞性肺疾？

慢性阻塞性肺疾患者多半在四十歲後才逐漸出現症狀，往往被誤認為老化而延誤治療時機。年過四十歲者出現下列狀況，應考慮是否為慢性阻塞性肺疾：

呼吸困難	漸進性、持續性、活動時加劇
慢性咳嗽	間歇性咳嗽、不一定有痰
慢性咳痰	任何形式的慢性咳痰
危險因子暴露史	・吸菸 ・廚房油煙、熱燃油燃燒後的煙霧 ・職業性化學物質或粉塵
家族病史	家人中有人罹患慢性阻塞性肺疾

Q 醫師如何診斷慢性阻塞性肺疾？

當病人因慢性咳嗽、咳痰、漸進性呼吸困難等可疑症狀而就診，醫師會問：

1. 是否吸菸、期間久暫。
2. 有無暴露於廚房油煙、職業粉塵、空氣汙染等危險因素。
3. 有無肺病家族史、氣喘、過敏疾病、鼻竇炎、鼻息肉、幼時呼吸道疾病或相關病史。

再配合胸部X光表現與肺功能檢查，如果使用支氣管擴張劑以後的肺量計檢測仍測出呼吸道阻塞，就可確定診斷。

Q 什麼是「肺功能障礙嚴重程度分級」？

下表為「全球慢性阻塞性肺疾診治指引」訂定之肺功能障礙嚴重程度分級（根據吸入支氣管擴張劑後之FEV1來決定）。病人手中有肺功能檢測報告時可以比對參考。

用力一秒吐氣量／用力肺活量 (FEV1/FVC) < 70% 的病人：	
輕度	FEV1 ≧ 80% 預測值
中度	50% ≦ FEV1 < 80% 預測值
重度	30% ≦ FEV1 < 50% 預測值
極重度	FEV1 < 30% 預測值

Q 什麼是「mMRC 呼吸困難量表」？

病人若懷疑自己罹患慢性阻塞性肺疾，要自行評估呼吸困難程度，可使用 mMRC 呼吸困難量表來做評估：

0 級	我只有在激烈運動時才感到呼吸困難
1 級	我在平路快速行走或上小斜坡時會感到呼吸困難
2 級	我在平路行走即會呼吸困難，走得比同齡友人慢，需要停下來呼吸
3 級	我在平路行走一百公尺或幾分鐘就需要停下來呼吸
4 級	我因為呼吸困難無法外出，或是穿脫衣物時感到呼吸困難

Q 什麼是「CAT問卷」？

臺灣胸腔及重症加護醫學會另有一個簡單的慢性阻塞性肺疾評估問卷(CAT score)，針對表列八個問題，由正常到嚴重分別給予0到5分；將八個問題的得分加總，即可評估疾病嚴重程度。

我從不咳嗽	0	1	2	3	4	5	我一直咳嗽
我一點痰也沒有	0	1	2	3	4	5	我有很多痰
我一點也沒有胸悶的感覺	0	1	2	3	4	5	我胸悶的感覺很嚴重
當我在爬坡或爬一層樓梯時，不會喘不過氣	0	1	2	3	4	5	當我在爬坡或爬一層樓梯時，感覺非常喘不過氣
我的居家活動不會受到限制	0	1	2	3	4	5	我的居家活動受到嚴重限制
儘管我有肺部疾病，我還是有信心外出	0	1	2	3	4	5	因為我有肺部疾病，我完全沒有信心外出
我睡得安穩	0	1	2	3	4	5	因為我的肺部疾病，我睡得不安穩
我活力旺盛	0	1	2	3	4	5	我一點活力都沒有

Q 如何解讀「mMRC呼吸困難量表」與「CAT問卷」？

mMRC呼吸困難量表的分數在2級以上或CAT問卷大於等於10分，表示症狀已有相當程度，不可掉以輕心。

胸腔科醫師常用這兩個問卷來評估慢性阻塞性肺疾病人的臨床症狀，一般民眾也可拿來作為自我檢測之參考。

Q 慢性阻塞性肺疾如何整體評估？

整體的疾病評估除了肺功能障礙之外，另外加入呼吸困難程度、臨床症狀與急性惡化對病程的影響，大致將病人分為四組（見下頁之圖）：

A組病人症狀少、風險低，治療最單純。

B組病人雖然症狀不少，但是風險仍低。

C組病人症狀雖不明顯，但已是高危險群。

D組病人症狀多、風險高，預後（即疾病之後勢評估）最差。

依照這種分類來訂定治療與照顧的原則可以更個別化，更貼近實際需求。

評估風險時，應根據GOLD分級與急性惡化病史選擇最高的風險度

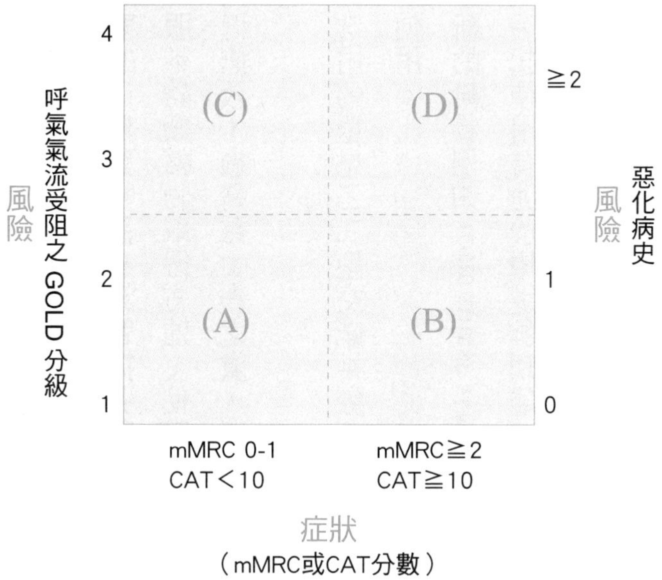

註：圖中之GOLD分級即p. 85「什麼是『肺功能障礙嚴重程度分級』？」表內之輕(1)、中(2)、重(3)、極重(4)。

Q 慢性阻塞性肺疾的藥物療法有哪些？

治療的主要目的是減輕症狀，延緩病程。不建議長期服用止咳化痰劑。主要的治療藥物是支氣管擴張劑，一般優先考慮使用吸入型製劑。

口服茶鹼類藥物取得方便、使用容易，但治療範圍狹窄，常需監測血中濃度：太低無效，過高有中毒之虞，與其他藥物交互作用又很複雜，通常非第一線用藥。

最常用的還是乙二型交感神經刺激劑與抗膽鹼藥物，根據病情之輕重單獨或合併使用。

較新的藥物例如 roflumilast，是一種口服型抗發炎製劑，與長效型支氣管擴張劑一起使用有助於增進肺功能，適用於重度以上病人（C組與D組）。但副作用不少，國內使用極為有限。

年輕且有嚴重遺傳性 α-1 抗胰蛋白酶缺乏症之肺氣腫病人，適用 α-1 抗胰蛋白酶加強療法。但此種療法極為昂貴，適用人數不多，一般病人不建議使用。

成功的藥物治療必須配合醫師的指示，病人最好對藥物有基本認識，並能正確使用（請參考第六章關於藥物使用的說明）。

如果對用藥有疑義請於看診時提出討論，不宜自行增減藥量。

Q 慢性阻塞性肺疾的非藥物療法有哪些？

非藥物療法包括肺部復健、運動訓練、呼吸訓練、營養諮詢、心理復健等。

例如，嚴重缺氧病人除了藥物之外，還要加上長期氧氣治療，病人可依照自身狀況於醫療器材行購置相關器材（請參考第六章關於氧氣治療的說明）。

Q 慢性阻塞性肺疾的治療有時要量身打造？

考量病人個別情況，治療方式有時要針對特殊條件量身打造。大致上的建議是（配合p. 88「慢性阻塞性肺疾如何整體評估？」的分類）：

A組病人只要在需要時使用短效型支氣管擴張劑。

B組病人要規律使用長效型支氣管擴張劑，並於救急時使用短效型支氣管擴張劑。

C組與D組病人建議使用吸入型類固醇加長效乙二型交感神經刺激劑，或單用長效型抗膽鹼藥物。

Q　什麼是慢性阻塞性肺疾的急性惡化？如何治療？

慢性阻塞性肺疾的急性惡化定義為：病人突然發生異於平時的咳嗽、咳痰與呼吸困難，必須改變常規治療。

最常見的原因是上呼吸道感染與空氣汙染，但三分之一的惡化找不到原因。

急性惡化會影響預後與生活品質。每年因急性惡化需住院兩次以上，可能代表預後不佳。

病人在急性惡化有感染可能時，應添加廣效抗生素。如果呼吸困難的情形嚴重，需要短期使用全身性類固醇。

一般而言，在穩定狀況下規律使用吸入型類固醇有助於改善病人的健康狀態，減少急性惡化的頻率。

長期而論，肺功能持續下降仍屬不可避免的趨勢。

Q 慢性阻塞性肺疾可以手術治療嗎？

有一些手術方式如肺氣泡切除術、肺容積縮減術，僅適用於部分謹慎選擇的病患。

肺氣泡切除術運用在肺部有巨大氣泡的肺氣腫病人。肺容積縮減術則是切除上肺葉的氣腫組織，讓其他的肺葉與橫膈膜有較大空間可以活動。

極重度病人在一般治療無效時，也有接受肺臟移植的個案。

考量現實狀況，這些手術僅有極少數病人合於條件，而且風險甚高，一般病人不宜過度期待。

Q 慢性阻塞性肺疾的共存疾病有哪些？

慢性阻塞性肺疾患者以老人居多，常有共存疾病，最多的是心血管疾病。

約有百分之三十病況穩定的病人有程度不等的心衰竭。當病情急性惡化時，心衰竭也跟著惡化，呼吸變喘與下肢水腫是警訊。

肺心症是指肺疾導致心衰竭，主要影響右心室，在嚴重慢性阻塞性肺疾患者中頗為常見，且預後不良。

肺氣腫病人通常體重不足、肌肉無力，長期使用類固醇也伴隨著骨質疏鬆的問題。

其他共存疾病有代謝症候群、憂鬱症、惡性腫瘤、支氣管擴張症等，病徵常被嚴重肺疾掩蓋，造成診斷率偏低，容易錯失治療時機。

這些共存疾病本身即可造成病人住院或死亡，也加重慢性阻塞性肺疾對健康的影響，增加其治療難度，但治療方式不會改變。

只是醫病雙方應留心相關警訊，更加積極找出共存疾病加以治療。

Q 如何防治慢性阻塞性肺疾？

慢性阻塞性肺疾的患者絕大多數是老菸槍，所以戒菸是最有效也最經濟的防治方法。

其他防治方法有：改善職業暴露、減少室內外空氣汙染、當空氣品質不良（例如霾害）時減少外出或使用適當防護措施。

接種流感與肺炎疫苗，也可減少感染與住院的機會。

氣喘

Q 氣喘是怎樣的一種肺疾？

氣喘是一種受到遺傳與環境雙重因素影響的疾病。

病人因為呼吸道過度敏感，接觸到環境中的各種過敏原而引發氣喘。例如，花粉、黴菌、塵蟎、粉塵、動物毛髮等。

接觸不特定刺激也可能引發氣喘。例如，揮發性氣體、香菸、天氣變化、激烈運動、特定食物等。

這種病人的呼吸道很容易發炎。炎性細胞反覆在發作時受到刺激，釋放出來的發炎物質會讓分泌物增多，並使支氣管腫脹而變得極為狹小，導致呼吸困難，同時引起陣發性咳嗽及喘鳴聲。

氣喘通常為可逆性反應：不發作時可以完全正常，但發作嚴重時可以致命。久病之後有可能轉為不可逆疾病，長期忍受呼吸困難之苦。

Q 如何診斷出氣喘？

確診氣喘一般無需尖端儀器：

發作時根據臨床病史加上身體檢查，即可確診氣喘。

不發作時則可藉由肺功能檢查（做呼吸道激發測試，測量支氣管的敏感程度）來確診。

Q 為什麼老年人的氣喘診斷率偏低？

任何年齡都可能發生氣喘，銀髮族也不例外。

許多人年輕時不曾罹患此病，老來出現相關症狀，常誤以為是其他疾病，使得老年人的氣喘診斷率偏低，接受適當治療的比例更低。

Q 如何利用「尖峰流量計」監測氣喘嚴重程度？

確診病人可以去醫療器材行購買尖峰流量計，這是一種簡單的肺功能測量儀器。雖然不是很精密，但仍足以作為監測氣喘嚴重程度的指標。每日使用數次，記錄其數值。**尖峰流量通常在清晨最低，下午最高。正常人的數值變化有限，但氣喘病人的高、低差異可大於百分之二十。**

尖峰流量預估值可以根據性別、年齡與身高算出：

臺北榮總成人預估值計算公式	男性：3.8856×身高（公分）－2.9508×年齡（足歲）＋43.5846（升／分） 女性：4.1208×身高（公分）－1.611×年齡（足歲）－173.5476（升／分）
計算結果	尖峰流量在預估值的百分之八十以上為綠燈，是理想狀態 尖峰流量在預估值的百分之六十到八十為黃燈，要提高警覺 尖峰流量在預估值的百分之六十以下是紅燈，小心疾病嚴重發作

Q 如何評估氣喘控制狀況？

過去四週內病人是否：

1. 每週出現超過兩次的日間氣喘症狀？
2. 因為氣喘而在夜間醒來？
3. 因為氣喘而需要每週兩次以上的救急藥物（即短效乙二型交感神經刺激劑）？
4. 因為氣喘而使得活動力受到限制？

若以上四點皆無：表示控制良好。

有其中一至二項：表示部分控制。

有其中三至四項：表示控制不良。

（資料來源：2015 GINA 氣喘診治指引）

Q 哪些情況代表你可能是氣喘高危險群？

1. 過去曾嚴重發作，需要插管使用呼吸器。
2. 過去一年曾因氣喘發作而住院或至急診就醫。
3. 未使用吸入型類固醇或遵囑性不佳。
4. 近期使用或停用口服型類固醇。
5. 一個月使用一瓶以上的救急藥物。
6. 有心理疾病病史。
7. 同時有食物過敏。

Q 治療氣喘的藥物有哪些？

由於病人之間的病情嚴重程度差異很大，用藥需視疾病輕重而調整。治療氣喘的藥物以吸入型藥劑為主，效果迅速且副作用較少，在考量各種病況後有不同選擇，例如單方、複方、定量霧化製劑、乾粉式製劑或氣霧吸入等。口服藥物包括支氣管擴張劑與抗發炎製劑，效果較為緩慢。

此外，氣喘治療藥物可分為救急藥物與維持藥物，依照病情控制狀況使用（請見 p. 100「氣喘病情控制良好時，要使用什麼藥物？」與 p. 101「氣喘僅部分控制或控制不良時，要使用哪些藥物？」的說明）。

銀髮族常服用多種藥物，例如阿斯匹靈、特定高血壓藥物、非類固醇消炎藥都有引發氣喘的風險，看診時要記得把正在服用的藥物提供給醫師參考。

Q 氣喘病情控制良好時，要使用什麼藥物？

在病情控制良好的條件下，病人發作時以短效乙二型交感神經刺激劑吸入治療即可。這些條件包括：

1. 偶而發作一次。
2. 日間無症狀。
3. 夜裡可以安睡。
4. 未影響日常活動。

5. 使用救急藥物次數小於每週兩次。
6. 尖峰流量在預估值的百分之八十以上。

Q 氣喘僅部分控制或控制不良時，要使用哪些藥物？

有下列任何一項狀況就是氣喘僅有部分控制，有三項以上稱為控制不良：

1. 日間症狀大於每週兩次。
2. 夜裡無法安睡。
3. 日常活動已受影響。
4. 使用救急藥物次數大於每週兩次。
5. 尖峰流量在預估值的百分之八十以下。

因為氣喘屬於發炎性疾病，部分控制與控制不良病人需加上類固醇吸入劑維持治療。

吸入型類固醇有各種不同效力與劑量，必要時還要加入長效乙二型交感神經刺激劑或其他附加治療如抗免疫球蛋白E等。

氣喘若是嚴重發作，最初一小時內每二十分鐘最多吸四到十次短效乙二型交感神經刺激劑，有時要加上口服型類固醇，若無法緩解須盡速就醫。

Q 氣喘的階梯式治療要注意哪些事項？

氣喘分為五段階梯式的治療，視病況輕重調整。最輕的無需使用控制型藥物，僅於必要時使用救急藥物。依次為規律使用低劑量吸入型類固醇治療、低劑量吸入型類固醇加長效乙二型交感神經刺激劑、中／高劑量吸入型類固醇治療加長效乙二型交感神經刺激劑，最後階段要加上其他附加治療。

疾病控制良好可維持長達三個月時，可降階治療。

疾病控制不良打算升階治療前，要先考量有無其他可校正因素存在。例如，使用吸入器方式錯誤、遵囑性不高、吸菸、暴露於過敏原、伴隨其他疾病、診斷錯誤等。控制不良的氣喘有致命的風險，務必小心。

Q 氣喘病人使用吸入器時要注意什麼?

年紀大的人喜歡簡單、易操作的吸入器，務必要反覆練習，學會正確的使用方式，直到熟練為止。

若使用方式不當，會造成疾病控制不良，增加急性惡化與不良反應的風險。

大多數病人沒有正確使用吸入器，請利用每次回診的機會確認使用方式(請參考第六章關於藥物使用的說明)。

Q 氣喘容易與哪些疾病混淆?

因為症狀類似而容易混淆的疾病包括慢性阻塞性肺疾、缺血性心臟病、肺栓塞、胃食道逆流、藥物的副作用等。

部分病人同時罹患氣喘與慢性阻塞性肺疾，病程重疊使得鑑別診斷更加複雜。這種情形發生在老年人與吸菸病人身上時，診斷難度更高。

Q 如何區分氣喘與慢性阻塞性肺疾？

氣喘多在兒童與青少年時期發生。患者有家族史，可因運動、天氣或接觸過敏原而急性發病。此種肺疾為可逆性反應，不發作時無症狀。

慢性阻塞性肺疾很少在四十歲以前發病，通常要到五、六十歲才會被診斷出來。患者有長久吸菸史。此種肺疾在一次次急性惡化之間仍有持續症狀，為不可逆反應。

Q 氣喘與慢性阻塞性肺疾的用藥相似？

治療氣喘時，類固醇極為重要。

治療慢性阻塞性肺疾則是以支氣管擴張劑為主，類固醇為輔。

診斷是否明確會影響治療方向，如果是兩者兼具的重疊症候群（例如長期吸菸的氣喘病人），一般預後較差。

Q 如何避免氣喘發作？

盡量減少接觸過敏原，迴避可能的刺激因素。吸菸、飼養寵物、暴露於粉塵與揮發性氣體的高風險職業，都不適合。

老人家喜歡清晨外出運動，在季節轉換、溫差甚大時要注意保暖。必要時先用過吸入劑再出門。

肺栓塞

Q 什麼是肺栓塞？

當肺動脈被阻塞物堵住就是肺栓塞。

阻塞物以血塊最為常見，其他如羊水、脂肪、腫瘤細胞、空氣都有可能。

形成血塊的主要原因有三：第一是血管受到損傷使內皮不夠光滑，第二是血流速度太慢，第三是血液太容易凝結。

這些因素都會產生血塊，掉下來變成血栓，隨血液循環卡在肺部，影響血液流通。

缺乏血液灌注的肺部嚴重時會壞死，稱為肺梗塞。

肺栓塞是高度致命性的疾病，發生一小時內致死率可達百分之十。未即時診斷與治療，死亡率可達百分之三十。許多病例是解剖時才得到診斷。

Q 造成肺栓塞的危險因素有哪些？

危險因素包括手術過後三個月內、近期的下肢或骨盆腔外傷、肥胖、服用避孕藥或女性更年期後之荷爾蒙補充、癌症（尤其是肺癌）、臥床不動、血液凝集疾病、中風或癱瘓等。

因為重力的關係，下半身的血流本來就比較慢。長期臥床或坐著不動，血流更慢，風險因此提高。

搭乘長程交通工具超過四個鐘頭時，因為活動量少，風險也會增加。

航空旅行時，人在高空容易脫水，血液濃稠度因而增加，風險更高。

Q 肺栓塞的診斷要注意什麼？

若有呼吸困難、胸痛、咳血務必要小心，必須與肺炎、心肌梗塞、心衰竭或慢性阻塞性肺疾之急性惡化做鑑別診斷。

肺栓塞的臨床表現頗為多元而且缺乏特異性，多數病人的病徵並不明顯。如果是漸進發生，本來就有肺疾的老人常被誤診而錯失治療時機。老年人發現無法解釋的呼吸症狀時，要將此症考慮在內。

Q 要做什麼檢查才能確診肺栓塞？

可以抽血檢驗並安排下肢超音波、下肢靜脈攝影、肺通氣—灌流掃描與血管攝影等檢查來確立診斷。

Q 如何治療肺栓塞？

治療的方式是使用抗凝血劑至少三個月。由於肺栓塞很可能再度發生，反覆發病的人要長期服用抗凝血劑。

此治療方式最常見的不良反應是出血，病人要學習對不正常出血有所警覺。有出血性腦中風危險的老人家要小心監測凝血功能。看診其他科別時也要提醒醫師自己正在服用抗凝血劑，避免藥物交互作用以降低風險。

其他更積極的治療方式有血栓溶解劑治療、血栓清除術、在體腔靜脈中放置濾過器等，視個別情況而定。

肺結核

Q 全球罹患結核病的人仍居高不下？

結核病早年被視為白色瘟疫，無法治療，奪走無數生命。

一九四四年之後，抗結核藥劑陸續問世，先進國家的結核病原已大為減少，但一九八〇年代由於愛滋病盛行，免疫不全病患大幅增加，結核病捲土重來，而且抗藥性病人日增，因此世界衛生組織在一九九三年宣布結核病再度成為全球危機，需要加強防治。

經過二十年的努力，二〇一三年全球仍有九百萬人感染結核病，死於結核病的人數高達一百五十萬人，以亞洲人居多。

疾病管制署統計：臺灣二〇一三年確診病例有一萬一千五百二十八人，發生率約為十萬分之四十九，六十五歲以上老人占百分之五十三，有六百零九人死亡。

Q 結核病是怎麼傳染的？

結核病是結核菌經由飛沫或空氣傳染進入人體所引起的慢性疾病。

當病人隨地吐痰或講話、咳嗽時口沫橫飛，其中的細菌飄浮空中，再經由呼吸進入體內引發疾病，可說防不勝防。

Q 感染結核菌後的發病率有多高？

初次感染肺結核稱為原發性感染，常見於小兒。銀髮族則多為繼發性感染，於初次感染後，病菌潛伏體內，在免疫力下降時發病。

一般而言，感染結核菌的人只有百分之十到二十會發病。如果吸入菌量不多、毒性不強、宿主本身免疫力足夠，可能終生不會發病。感染前五年內發病的機會約占一半，以第一年最危險，以後逐年遞減。

Q 結核菌只會停留在肺部嗎？

由於結核菌為好氣菌，好停留於空氣流通的肺部，較少波及其他器官，因此肺外結核較為少見，肺內與肺外結核的比例約為九比一。

Q 哪些人是肺結核的高危險群？

某些免疫功能較差者，例如老年人或罹患塵肺症、糖尿病、愛滋病、慢性肝病、慢性腎臟病、營養不良、胃切除的人，得病與發病的可能性均高。

長年居住於安養中心的老人家因為是共同生活，又多為慢性病患者，抵抗力較差，所以感染的機會更高。

Q 結核病典型的症狀有哪些？

結核病典型的症狀是全身倦怠、盜汗、食慾不振、體重減輕、午後微燒、長期咳嗽有痰，甚至咳血。

Q 為什麼結核病被稱為「偉大的模仿者」？

結核病的病程緩慢，早期症狀不明顯，而且臨床狀況千變萬化，不是所有的結核病患均有典型表現，所以有時很難診斷。

結核病與其他肺疾之間分辨不易，因此有「偉大的模仿者」之稱，所以原因不明的肺部病灶往往要考慮是否為結核病。

Q 如何判斷已罹患結核病？

確立診斷要依靠臨床表現、胸部X光與細菌學檢查。

例如，痰塗片耐酸性染色鏡檢與培養。當細菌量多時，做完痰塗片鏡檢即可有所發現，這也表示傳染性高。當細菌量少時，還需經過痰液培養才有足夠證據。

但因為結核菌生長緩慢，一般要二至八週才能用肉眼看見菌落，再加上藥物敏感測試，整個過程可能耗時數月才有結果。

耐酸性痰塗片的判讀需要大量人力，而且無法分辨出結核菌、非結核分枝桿菌或死菌，初步判斷痰塗片陽性後要等待培養報告。有些困難病例還要靠其他檢查來輔助。

現在有些新的分子生物技術可以加速結核病診斷的速度，但受限於各醫療院所之設備，尚無法普及。

如果臨床需要，醫師可以先嘗試投藥，以免曠日費時，延誤治療時機。

Q　結核病的療程要多久？

結核病經過適當的投藥可以痊癒，最忌中斷治療。整個療程至少要六個月。但若是免疫不全病人或菌株有抗藥性，治療時間可長達一年或一年以上。

Q 治療結核病的藥物有哪些副作用？如何解決？

所有藥物或多或少都有副作用，抗結核製劑也不例外。常見的副作用有皮膚癢、皮疹、肝毒性、視力模糊、尿酸偏高、食慾不振、噁心、嘔吐、周邊神經炎等。

多半的副作用可經由調整藥物來解決，不要因為副作用而自行停藥。**服藥順從性是治療結核病成功與否的關鍵。**斷斷續續地用藥會產生抗藥性，不但增加治療的困難，也造成公共衛生的風險。

Q 如何預防結核病？

保持室內通風，不要緊閉門窗。

避免出入人潮群聚之處。

生活規律，養成良好的衛生習慣與免疫力。

分析肺結核的案例可發現，吸菸的人罹患開放性肺結核的風險是不吸菸者的兩倍，所以戒菸也是預防的方法之一。

Q 與結核病患接觸的家屬被傳染的機會如何？

與病人親密接觸的家人大約有百分之三十會遭到感染，以接觸後一年內機會最高。如果是身強體壯、免疫力佳的人，其實機會不大。**病人開始接受抗結核治療兩星期以後，傳染力就會降低，不必太過擔心。**

Q 結核病患怎麼做才可以避免傳染給別人？

病人要配戴醫用口罩。

打噴嚏或咳嗽時要掩住口鼻，也不可隨地吐痰。

口鼻分泌物以衛生紙包好密封銷毀。

配合醫師的指示來服藥。

Q 接觸結核病患的人應該怎麼做？

我國法令規定：

發現新個案必須通報衛生機關。

與確診病患接觸者會收到衛生所寄來的檢查單，必須在一定時間內赴醫院拍攝胸部X光，並於一年後再追蹤無恙才可結案。

請接觸者配合法令，為維護公共衛生而盡力。

肺炎

Q 容易造成肺炎的因素有哪些？

肺炎屬於感染性疾病，多年來一直為我國十大死因之一。

容易得到肺炎的因素包括吸菸、酗酒、六十五歲以上老人、居住於衛生不佳之擁擠環境、近日上呼吸道感染、免疫功能不全等。

Q 什麼是典型肺炎與非典型肺炎？

肺炎的感染方式為口咽部吸入致病原。致病原以細菌最為常見，也就是俗稱的典型肺炎。如果是其他致病原如黴漿菌或病毒等引起的肺炎，則稱為非典型肺炎。最著名的非典型肺炎就是二〇〇三年造成軒然大波的 SARS。

Q 肺炎在臨床實務上分為哪些類型？

1. **社區型肺炎**：指在一般生活環境中感染的肺炎，絕大多數由肺炎鏈球菌引起，嚴重性比院內感染肺炎低，未必需要住院治療。
2. **院內感染肺炎**：指住院四十八小時以後或出院十四天之內出現的肺炎，常見於老人與免疫不全病人，致病菌種毒性比較高，治療也比較棘手。
3. **吸入性肺炎**：常見於吞嚥功能不佳的老人，例如中風之後、插鼻胃管、接受麻醉或神智不清的病患，常見的菌種為厭氧菌或格蘭氏陰性菌。

4. **免疫功能不全者的肺炎：**免疫功能不全的病人例如愛滋病患、器官移植病人、化學療法病人等，一旦發生肺炎，不但菌種複雜，對治療的反應也較難評估，處理最為困難。

Q 肺炎的症狀有哪些？

肺炎的一般症狀有咳嗽、發燒、痰色改變、胸部不適等。

如果刺激到肋膜會感覺胸痛，影響範圍廣大時有可能出現呼吸困難，有時還會伴隨其他全身症狀如倦怠、腹痛或全身痠痛等。

老人的肺炎症狀不明顯，大約有百分之十沒有肺部症狀。其他如咳嗽、發燒、胸痛之發生率均比年輕人低，倒是以心智功能障礙表現者，可達百分之四十五至五十，容易被誤診。

如果同時罹患慢性疾病或身為免疫不全病人，肺炎可能會相當嚴重。

Q 做什麼檢查可以判斷是否罹患肺炎？

除了臨床判斷之外，胸部X光檢查是最簡單、有效的方法。不但可以確立診斷，還可以判斷影響範圍。

有些特殊的X光表現對推測致病原很有幫助，例如鏈球菌肺炎、克雷白氏菌肺炎，各有其典型的X光外觀。

但確認菌種要靠痰液培養與血液培養，其他輔助檢查包括痰液格蘭氏染色鏡檢、抽血做白血球計數、測量發炎指標，有特殊需要的病人另外加做血清學檢查與分子生物學檢查。

各種致病原的痰液培養與血液培養，難度不一。如果培養失敗，要依賴臨床經驗來處置。

Q 治療肺炎時要注意什麼？

肺炎因為致病原種類繁多，而且微生物學診斷有一定難度，再加上地域不同，流行的細菌與抗藥性也不同，因此治療方式極為分歧。

臨床上有一個肺炎嚴重程度指標，根據病史、生命跡象（呼吸、血壓、心跳）、驗血結果與危險因子（年齡大於六十五歲、合併腫瘤、中風或慢性疾病、酗酒、缺氧等）評估是門診治療、住院治療，還是直接送進加護病房。

治療的第一要務是選擇適當的抗生素。如果藥物選擇正確，二、三天內可望好轉。

病人在治療期內要注意：

1. 不可吸菸。
2. 多休息，並攝取足夠水分。
3. 應持續追蹤胸部X光，觀察病灶是否完全治癒。
4. **不可因症狀改善而停止用藥，一定要聽醫師的話完成療程。**
5. 若肺炎病灶持續四週無法吸收，宜接受進階檢查，以排除潛在病因如支氣管內腫瘤或異物阻塞。

老人的肺炎罹患率與死亡率均高，復原速度比較慢，也比較容易發生合併

症，要特別注意。

Q 要怎麼預防肺炎？

預防肺炎的主要方式是施打疫苗（請見第五章關於肺炎疫苗的說明）。其他防治方法包括戒菸、勤洗手、避免接觸病人、注意口腔衛生等。接受手術的病人在術後要儘早下床走動，勤做深呼吸、咳嗽，以避免肺部塌陷，增添罹患肺炎的風險。

支氣管擴張症

Q 什麼原因會造成支氣管擴張症？

支氣管擴張症是一種慢性病，最有可能的病因是過去的嚴重感染，如肺炎、麻疹、百日咳等造成肺部發炎反應，破壞了支氣管壁，使呼吸道產生永久性的擴張與變形。

局部呼吸道失去纖毛之後，喪失自體保護功能，更容易反覆感染。

少數支氣管擴張症屬於先天性疾病，有可能是纖毛功能失常所造成。這些病人同時會有鼻竇炎、內臟反位與不孕症，稱為卡他吉那症候群（Kartagener's syndrome)。

也有人是異物阻塞、淋巴腺腫、良性或惡性腫瘤導致遠端的肺部受到破壞，造成局部的支氣管擴張。

但是，大多數的病人無法確定病因。

早年衛生環境不佳，各種感染盛行，支氣管擴張症頗為常見。

不過，抗生素普及之後，隨著醫療水準提升，多數感染得以控制，支氣管擴張症患者已在減少之中。

Q 罹患支氣管擴張症後會有什麼症狀？

典型的症狀是慢性咳嗽，常有大量膿痰，有時也會咳血。部分病人平時不大咳嗽，一旦發生就是大咳血，非常危險。

因為經常感染，肺部受到破壞，呼吸功能會變差，影響活動能力。

Q 如何判斷是否罹患支氣管擴張症？

除了參考病史與胸部X光片之外，還可經由高解析度電腦斷層攝影來確診。

Q 支氣管擴張症無法治癒？

支氣管擴張症無法根治，但可以控制。病人除了長年咳嗽還經常反覆感染，要學習如何自我照顧，與疾病共存。

Q 支氣管擴張症患者要如何保養？

除了禁菸等避免刺激呼吸道的方法，有痰的人建議每日二至三次，做十到二十分鐘的姿勢引流（見p. 173的圖），請人輕拍胸部排出痰液，可減少發炎感染、急性惡化的機會。

若發現痰液增加、帶血、顏色改變、呈膿狀或有臭味時，便需要就醫治療。

Q 支氣管擴張症患者使用藥物時該注意什麼？

止咳化痰藥物通常只是減輕症狀而已，未必要長期服用。適時使用正確的抗生素控制感染比較要緊。

抗生素的選擇是一大學問，務必要按照醫師的指示使用足夠時間。以支氣管擴張症而言，經常要使用十到十四天，甚至更久。

Q 為何有些支氣管擴張症患者會使用支氣管擴張劑？

如果同時合併呼吸道阻塞症狀，醫師常會使用支氣管擴張劑，打開緊縮的支氣管，病人會比較舒服。

常有人問：「不是支氣管擴張症嗎？為什麼還要用支氣管擴張劑呢？」

支氣管擴張症是局部肺臟破壞造成支氣管永久性的擴張，但是肺部還有其他具有正常功能的支氣管，當它們受到刺激而痙攣時，仍會引發症狀。

此時使用支氣管擴張劑讓支氣管平滑肌鬆開，排出遠端積存的痰，可以減少發炎、減輕病人的呼吸困難。

肺纖維化與間質性肺疾

Q 什麼是肺纖維化？間質性肺疾又是什麼？

肺纖維化是指肺部因種種因素，如毒性氣體、藥物、化學品、腫瘤之破壞，使肺泡壁增厚、結痂而產生纖維化，是一種狀態描述。

如果只是一個小區域的病灶，像是體檢報告常見的「上肺野纖維化、鈣化」，多半是接觸結核病所留下的痕跡，並非重症。

但是面積廣泛的肺纖維化就要小心了。正式的疾病名稱應為間質性肺疾，是許多疾病的統稱，成因極為多樣，相關因素高達百種以上，分類也很複雜。

可能的成因包括礦工常見的塵肺症、轟動一時的守宮木減肥菜後遺症、各種結締組織疾病、藥物不良反應、支氣管擴張症、過敏性肺炎、輻射傷害、病毒感染、惡性腫瘤、肺結核、類肉瘤等。

如果找不出原因，就稱為原發性肺纖維化，占絕大多數。

Q 肺纖維化的症狀有哪些？

發生此病者以五十至七十歲的中老年人居多。

原本新鮮有彈性的肺因遭受破壞而結痂、纖維化，像是變硬的海綿，阻礙了氣體交換，無法再現呼吸功能，血液中的氧氣濃度因此減少，二氧化碳也無法排出。

初期症狀只有乾咳、疲倦。漸漸地，呼吸困難出現，日常活動受限，稍微一動就喘，最後走向呼吸衰竭。

Q 如何診斷出肺纖維化？

診斷此症除了倚賴病史、身體檢查與一般X光檢查之外，高解析度電腦斷層攝影極為重要，可以觀察到特定影像，有助於疾病分類。

其他相關檢查包括肺功能檢查與支氣管鏡檢切片檢查，甚至要施行胸腔鏡手術以取得更大的檢體，提供進一步的資訊。

常有人害怕切片，對醫師的建議猶豫不決，但是缺乏病理分類就無法適當處置。沒有相當理由醫師不會輕易建議侵襲性檢查，衡量得失後最好忍痛接受。

其他必要的檢查如肺泡灌洗術與肺功能測試都有利於診斷，可協助訂出疾病分類與嚴重程度，以便做出最佳對策。

Q 肺纖維化的治療方式為何？

治療原則是盡可能尋找病因，除去危險因子。

給予類固醇與免疫抑制劑可減少發炎反應，對部分病人有效。

其他多為支持療法：嚴重缺氧者予以氧氣治療，運動受限者加強復健，呼吸衰竭時插管使用呼吸器，極嚴重病患可以考慮肺臟移植。

原發性肺纖維化預後不佳，大部分患者的存活期中位數約二年半至三年半。即使患者早期對治療有反應，其存活期中位數也僅約五年。

如何延緩病程、減輕症狀，是照護此症患者最重要的議題。

睡眠呼吸中止症

Q 睡眠呼吸中止症是怎麼產生的？

病因是睡眠中肌肉張力降低，原本即狹窄的呼吸道因而阻塞，使呼吸暫止，血氧降低。腦部受此刺激，醒過來重新呼吸。一夜反反覆覆，可達數百次。睡眠品質甚差，醒來仍瞌睡連連。

Q 睡眠呼吸中止症有哪些高危險群？

英國作家狄更斯在一八三六年發表的小說《皮克威克外傳》中描述一個肥胖、臃腫，老是打瞌睡的人，就是典型的睡眠呼吸中止症。

經過百餘年，終於有人定義出這個疾病，並發現病患為數眾多，盛行率約占全人口百分之二到四，廣見於社會大眾，**尤其是肥胖的中、老年病患，以男性居多。**

體重過重、脖子粗短、下巴後縮、舌頭巨大、咽喉空間狹小者是高危險群。扁桃腺或腺樣體肥大的兒童、停經後失去荷爾蒙保護的更年期女性，以及甲狀腺功能低下的病患，其發生率也會增加。

Q 睡眠呼吸中止症的症狀有哪些？

典型的症狀是病人在睡夢中常會嗆到或喘息、家人可能目睹病人呼吸暫止、睡眠品質不佳、記憶力減退、性功能障礙、晨起頭痛、鼾聲巨大、極度嗜睡、夜尿頻繁等。

所謂十男九鼾，打鼾的人雖多，但是否為睡眠呼吸中止症，可由以下方法加以辨別：

病人的鼾聲非常驚人，可能遠在屋外就可聽見，幾乎無法與人同室而睡。

嗜睡程度異於常情，連與人談話或在路口等紅綠燈都可能睡著，對日常生活造成不小的困擾，發生意外的機率也較高。

Q 忽視睡眠呼吸中止症會發生什麼事？

許多銀髮族以為人人都會打鼾，反正退休了，打個盹也無傷大雅，無論如何勸說就是不肯接受檢查，不知鼾聲代表呼吸道的氣流不順，一夜睡眠之中若呼吸道阻塞反覆發生，隨之而來的缺氧引發連鎖效應，對心血管、腦神經都有影響。

未治療的睡眠呼吸中止症會使血壓控制不良，發生高血壓、心律不整、狹心症、心衰竭與腦中風的可能性因此增加，罹患心臟病的機會也提高了三倍，因嗜睡而引發交通事故的情形則多出七倍。

長期缺氧也可導致呼吸衰竭，可能要使用呼吸器。

極端嚴重的病例可能要做氣管切開術，才可以維持呼吸道暢通。

Q 如何診斷睡眠呼吸中止症？

要判斷是否有睡眠呼吸中止症可做睡眠檢查。

檢查時要在醫院過一夜，身上裝設儀器，記錄腦電波、眼電波、肌電圖、心電圖、胸腹動作、呼吸氣流、血氧濃度、鼾聲大小等生理指標。

呼吸中止指數的計算方式為：呼吸暫止時間超過十秒，或呼吸氣流減少百分之三十以上且伴隨血氧濃度下降百分之三以上時算是一次。

每小時中止指數在五至十五次為輕度睡眠呼吸中止症，十五至三十次為中度睡眠呼吸中止症，超過三十次伴隨嚴重缺氧者則為重度睡眠呼吸中止症。

Q 可以利用午睡時間做睡眠檢查嗎？

睡眠檢查不僅儀器昂貴，又耗費大量人力，排程需時甚久，部分醫療院所為減輕人力負擔，以午睡取代整夜檢查，其正確性存疑。

Q 到府睡眠檢查的優缺點為何？

也有院所安排可攜式儀器到府檢查，家中環境熟悉是優點，但這種設備與醫院的差距甚大，又無專門人員隨時調整儀器，夜半管線移位也無法處理，不如在院檢查精確。

Q 睡眠呼吸中止症患者可以申請身心障礙鑑定嗎？

睡眠呼吸中止症患者經半年治療如果效果不彰，可開立輕度身心障礙證明，但必須定期更新。

Q 睡眠呼吸中止症患者在治療時要注意什麼？

睡眠呼吸中止症患者要戒菸、戒酒，以及減肥、側臥（可擴大咽喉空間）。雖然睡眠品質不佳，但還是要**盡量避免鎮定劑與安眠藥，以免呼吸中止更加嚴重**。

此症對藥物治療反應不佳，極少數病人可使用呼吸刺激劑（例如女性荷爾蒙），但必須衡量副作用。

其他治療方式會根據個別差異量身打造：

如果病人有病態型肥胖，在控制體重之後便可以大幅改善病情。拒絕戴呼吸器的肥胖病患，可以選擇努力減肥。極度肥胖者可以接受減肥手術。

此外，上呼吸道結構異常者可能要進行手術矯正；條件適合者可配戴牙科矯正器；**絕大多數的病人睡眠時要使用鼻腔陽壓呼吸器治療**。

當各種治療方式均告失敗，少數病患必須接受氣管切開術。

Q　使用鼻腔陽壓呼吸器時要留意哪些事？

鼻腔陽壓呼吸器的原理是提供一個壓力撐開塌陷的呼吸道，以減少呼吸中止的次數。

外出旅行、搭長程飛機，最好都能使用。

目前這種呼吸器的廠牌眾多，有固定壓力、自動調整壓力、雙陽壓呼吸器等不同設計與各種面罩，而且價格混亂，但未必以價高者取勝。

病患戴得舒服，配合度就比較高，能長期使用才會見效。

治療效果好的人，睡眠品質得以改善，許多全身性症狀隨之減輕。信心大增之下很容易達到每晚至少四小時、一週使用五天以上的要求。

不習慣配戴機器入眠的人，越不治療，症狀越嚴重，造成惡性循環，將來預後堪慮。

一般病人對呼吸器常反映的問題是：噪音擾人、口乾舌燥、面罩不合。其實可先在醫院試用不同型號的呼吸器與面罩，找出適合的壓力與機型再購買。使用一段時間後要記得回診，追蹤病況並調整壓力設定。

肺癌

Q 我國十大死因中，肺癌排名第幾？

惡性腫瘤為我國二〇一四年十大死因之首，而在各種惡性腫瘤之中，死亡率最高的就是肺癌。

每年因肺癌而死亡的人數超過八千人，以男性病患居多，但女性病患在增加之中。

Q 肺癌分為哪幾種？

肺癌可大致分為小細胞肺癌與非小細胞肺癌兩種。小細胞肺癌約占所有肺癌的十分之一，生長迅速，預後不佳。非小細胞肺癌可再粗分為鱗狀上皮癌、腺癌與分化不良的大細胞癌三種，專業人員另有更詳細的分類。

Q 造成肺癌的因素有哪些？

除了肺腺癌以外，吸菸是造成肺癌的重大因素，也就是說很多肺癌其實可以避免。

其他的相關危險因素有接觸石綿、輻射線、化學品、致癌物暴露與個人基因等，但絕對的致病機轉並不清楚。

基因優良的人身體修復能力強，即使在惡劣的環境下也能修補受損基因，減少惡性腫瘤發生的機率，所以有菸、酒不忌的人瑞，只是較為罕見。

基因本身有缺陷的人，若再處於高風險環境之下，如吸菸、空氣汙染、暴露於致癌物等，就會大大增加罹癌的機會。

基因無法自我決定，能掌控的是選擇健康的生活方式，遠離菸害與汙染。

Q 肺癌有哪些症狀？

肺癌的症狀除了惡性腫瘤共有的食慾不振、體重減輕、全身倦怠之外，也與腫瘤生長的位置有關：

1. 長在支氣管中心地帶，會較早出現咳嗽、咳血，或者因呼吸道阻塞造成阻塞性肺炎。
2. 長在周邊的肺部，可能侵犯肋膜，產生肋膜積液，出現胸痛、呼吸困難。
3. 長在左側肺門，壓迫到喉返神經使聲帶麻痺，造成長期聲音沙啞。
4. 長在右肺尖端，可能壓迫神經出現眼皮下垂、額頭皺紋消失、半邊臉不流汗，稱之為霍納氏症候群 (Horner's syndrome)。
5. 有些肺癌會分泌具有生物活性的物質，造成全身症狀；也可能轉移到肺部以外，出現骨頭、腦部、肝部症狀。

Q 如何選擇肺癌篩檢？

一般肺癌篩檢建議以普通胸部X光為第一線工具，痰液檢查與腫瘤指標僅具輔助功能。

高危險群，例如有家族史或危險因子暴露者，可考慮以低劑量胸部電腦斷層攝影定期篩檢。

胸腔超音波、磁振攝影與正子攝影檢查，留待適合的情況再使用。

Q 聽起來很可怕的「病理切片」到底是什麼？

做完影像檢查後，若發現疑似肺癌而想確定診斷時，需要病理切片。病人聽到「切片」經常感到恐慌，其實切片只是取出小如米粒的組織以供病理檢查而已。

切片可經由超音波或電腦斷層引導以細針抽取，也可以經由支氣管鏡檢直接操作。

病人常問：「切片後癌細胞會不會擴散出去？」事實上不管有沒有切片，癌細胞都有可能擴散。現在使用的細針穿刺或小夾子夾取，造成癌症擴散的機會其實微乎其微。切片檢查後，才可以根據病理報告儘早決定治療方式。衡量風險與利益，該做的檢查請勿拖延。

Q 確定罹患肺癌之後，醫師會做哪些檢查？

切片確診肺癌之後，醫師會安排全身各部位檢查，包含腦部、肝臟、腎上腺、骨頭等好發轉移部位，並依照檢查結果訂定期別。

Q 不同類型與期別的肺癌適用何種療法？

小細胞肺癌的分期僅分為局限型與廣泛型兩種。

非小細胞肺癌則根據腫瘤大小、淋巴侵犯與遠處轉移之有無分為四期。

期別不同，治療方式也不同，可以採取手術切除、放射治療、化學治療、標靶治療或緩和療法等，由醫師根據病人個別條件而決定。

小細胞肺癌極為惡性，原則上以化學治療為主，可能輔以放射治療，手術切除並非選項。

非小細胞肺癌病患僅四分之一適合手術切除。其他病人則以放射治療控制局部病灶，用化學治療來治療全身疾病，另外篩選條件適合者做標靶治療。

原則上第一、二期肺癌屬於早期疾病，宜手術切除。

第三A期病人需要於術前做化學治療或加上放射治療。

第三B期與第四期肺癌病人選擇化學治療或放射治療。

Q 肺癌病人一定要使用標靶治療嗎？

標靶治療是近年來的新選擇，針對特殊基因突變，以腫瘤的生長因子為攻擊標靶，降低其生長速度，使抗癌藥物之殺傷力專注於腫瘤細胞，與傳統化學治療的玉石俱焚相異。

目前標靶治療僅限於某些腺癌的亞型，必須先檢測基因，未必人人適用，而且費用昂貴，須由專家審慎選擇。

肺癌的治療近年來有長足的進步，新的化學治療與標靶治療藥物陸續問世，給病人帶來無窮希望。

但藥物不免會有副作用，每個人反應程度不一，對治療的接受度也不盡相同，所以選擇治療方式時要衡量病人個別條件。

Q 什麼時候適合尋求另類療法？

惡性腫瘤患者經常試圖尋求另類療法，請務必與醫師仔細討論後再定奪。**原則上盡量以正規療法為主。當正規療法束手無策時，再考慮另類療法。**多涉獵醫療資訊，對疾病的認知與期望會比較務實，有助於做出正確的決定，千萬不要在心慌意亂之下誤信誇大不實的廣告。

第 五 章

肺部該怎麼保健？

- 遠離香菸
- 減少職業傷害
- 肺部復健
- 外出旅行
- 減少室內外空氣汙染
- 預防感染性疾病
- 營養照護

迷思破解篇

吸淡菸或雪茄對身體的傷害比較小？

淡菸一樣有毒性物質，已產生尼古丁依賴的身體反而不自覺吸得更多、更深，可能更糟糕。雪茄多半沒有濾嘴，吸入的有毒物質可能更多。

吸菸沒有真正吸進去，傷害就比較小？

香菸一旦開始燃燒就會產生有毒物質，有沒有吸進去都一樣會造成傷害。

空氣清淨機對減少室內空氣汙染有無幫助？

空氣清淨機對減少空氣汙染並無實質幫助，有些機種還會產生少量臭氧，不建議使用。

流感疫苗也可以預防普通感冒？

普通感冒與流感不同，不僅症狀較輕，也沒有相關疫苗。施打流感疫苗對普通感冒不具保護力，不可混為一談。

進補是萬靈丹？

許多人相信進補，常吃健康食品並補充各式丸藥。

就醫學觀點而言，一般均衡飲食即可提供身體所需，很少需要另行補充。把握定食定量、少量多餐、少油少鹽、多樣化、多蔬果的原則即可。

同機旅客有傳染病，很容易被傳染？

飛機是密閉空間，很多人擔心同機旅客有傳染病，可能會傳染給自己。

但其實機艙的空氣循環比一般建築物的空調頻繁許多，氣流又經過高壓過濾處理，除非是八小時以上的航程，又與傳染源近距離接觸，否則染病機會不高。

知識建立篇

遠離香菸

Q 這些吸菸的恐怖數據，你認得幾項？

吸菸是嚴重的公共衛生議題。

全世界的吸菸人口大於十億。男性中約有百分之四十的人吸菸，女性則約為百分之十。

每年因吸菸導致相關疾病而死亡的人數約為五百四十萬人，占所有死亡人數的百分之十二。

在八種主要死因之中，與吸菸相關者就占了六種。

此外，二手菸每年造成四十多萬人死亡，其中逾六成為女性。

世界衛生組織統計，絕大多數的吸菸者從青少年時期就開始吸菸。如果菸齡在二十年以上時，平均會減少二十年壽命。

依國民健康署二〇一四年的資料，臺灣成人吸菸人口占總人口的百分之十六點四，其中男性為百分之二十九點二、女性為百分之三點五。六十五歲以上吸菸老人有百分之十二點一，以男性居多，大約五人就有一人。

臺灣每年因吸菸而死的人數約為一萬八千八百人，相關疾病的健保支出達三百億元。

粗略統計，一支香菸約燃燒十一分鐘的生命。為了全家人的健康，請即刻熄掉手上的香菸吧。

Q 香菸中的尼古丁如何讓癮君子著迷？

有菸癮的人無論是緊張、煩惱、失意、得意時，都離不開香菸。

這是因為香菸中的尼古丁一旦進入體內，便會在腦部引發複雜的反應，許多神經傳導物質如腎上腺素、乙醯膽鹼、多巴胺、麩胺酸釋放出來，讓人覺得欣欣然、靈光湧現，好像分外耳聰目明、充滿活力。

Q 吸菸會對身體造成哪些危害？

煙霧繚繞，燻壞了眼睛、鼻子與喉嚨。煙霧也會傷害呼吸道的黏膜，產生咳嗽、咳痰、喉嚨痛、打噴嚏、流鼻水等症狀。

血中一氧化碳濃度增加，讓呼吸、循環與腦神經系統同受其害。

連外貌都蒼老幾分。

香菸約含四千七百種毒性化合物，其中可致癌毒性物質約四十至六十種，諸如焦油、砷、鎘、鉛、苯、甲醛等，可能引起基因突變而產生癌症。

除了肺癌之外，罹患其他癌症如口腔癌、舌癌、咽喉癌、食道癌、胃癌、膀胱癌的機率都會增加。

因為免疫系統受到破壞，吸菸者普遍容易感冒，也容易惡化為支氣管炎及肺炎。

氣喘、肺氣腫、支氣管炎、肺結核等疾病的罹患率，也會因吸菸而增加。

Q 吸菸對老人的影響為何？

吸菸使老人記憶力減退，罹患失智症的風險比不吸菸者高出百分之四十五。中風、眼睛黃斑部病變的機率都增加。牙周病病情也會惡化。骨質密度降低，髖關節骨折風險提高。整體死亡率為不吸菸者的二倍。

Q 短期與長期暴露於菸毒的後果為何？

香菸有成癮性，越早開始吸菸越難戒除，危害也越大，而且效果是累積的。

短期暴露於菸毒會出現咳嗽、噁心、頭痛、喉嚨痛、打噴嚏、流鼻水、眼睛刺激、呼吸問題和心律不整等症狀。

長期暴露於菸毒會產生更嚴重的胸腔問題和過敏疾病，例如氣喘、肺氣腫和支氣管炎，還會增加心臟病和肺癌的罹患率。

Q 如何計算吸菸致病的風險？

醫學上習慣使用「包、年」的計算方式：
一天半包菸，吸二十年為0.5×20＝10「包、年」。
一天兩包菸，吸二十年就是2×20＝40「包、年」。
數字越大、風險越高。例如，40「包、年」比10「包、年」容易致病。

Q 吸入二手菸有可能導致截肢？

只要暴露於二手菸三十分鐘，足以使不吸菸者的血管內產生氧化壓力，造成漸進式傷害，導致血管內皮細胞損傷、心律不整、心血管動脈硬化、中風、冠狀動脈心臟病等，也破壞了血液循環，並有形成壞疽與截肢的可能性。

此外，不吸菸者的肺癌約有五分之一也與二手菸有關。

Q 在未禁菸的辦公室、夜店待八小時等於抽幾根菸？

在未禁菸的辦公室工作八小時，所吸收的二手菸相當於吸了六根菸。在未禁菸的夜店待上八小時，則相當於抽十六根菸。

Q 孕婦吸入二手菸會對胎兒造成什麼不利影響？

孕婦吸入二手菸會經由胎盤將有害物質傳給胎兒。由於胎兒對於一氧化碳的吸收程度遠高於成年人，而一氧化碳非常容易與血紅素結合，減少血紅素攜帶氧氣的能力，發育中的器官將面臨缺氧狀態，出現流產、死胎、早產、胎兒體重過輕、智力發展遲緩或畸形等後遺症。

Q 二手菸對嬰幼兒造成的危害遠大於成年人？

兒童比不吸菸的成年人吸入更多的二手菸。在臺灣，約有六成的學童暴露於二手菸的環境中。

而且兒童的呼吸系統尚未發育健全，所以受到菸害波及的嚴重程度遠大於成年人。

二手菸會使嬰兒活力不足、注意力不集中，也會造成嬰兒的肺部發育不全，容易導致早期氣喘、咳嗽、積痰、感冒、胸悶、呼吸急促、呼吸困難、胸腔感染、抵抗力減弱等。

吸菸者的小孩於嬰兒時期因下呼吸道感染而住院的比例，是不吸菸者的兩倍。以美國為例，每年約有十五萬至三十萬個一歲半以下的嬰幼兒因此住院。

此外，暴露在二手菸環境下的嬰兒，是嬰兒猝死症候群的高危險群。

Q 深受二手菸危害的女性會發生哪些事？

在臺灣，超過九成的女性不曾吸菸，但高達五成的女性員工卻暴露在有二手菸害的工作環境中。

我國《菸害防制法》嚴格限制吸菸場所，以捍衛國人健康，但家中的二手菸卻無法可管。

研究指出，長期暴露在二手菸環境下的婦女，罹患子宮頸癌的機率是一般女性的七點二倍，罹患肺癌、乳癌等癌症之機率亦高出二倍。

日本曾針對不吸菸的婦女進行研究，結果發現：丈夫每天吸一包菸的不吸菸婦女，其罹患肺癌的機會是不吸二手菸婦女的兩倍。

Q「三手菸」是什麼？

除了二手菸之外，還有「三手菸」。

所謂的三手菸，是香菸熄滅後殘留在環境中的汙染物。它們附著在衣物、家具、牆面與地毯上可以長達數月，比廚房油煙還難清理，並不是勤於擦拭就能去除。

三手菸以兒童（尤其是在地上爬行的嬰幼兒）為最大的受害者。既會影響認知功能，還會增加罹患呼吸道疾病的機會。

在這邊要特別提醒，**老人家常趁著兒孫上班、上學時躲在家裡吸菸，不僅影響自身健康，在三代同堂的家庭還會禍及第二代與第三代，不可不慎。**

Q 戒菸有哪些好處？

戒菸的好處幾乎是立竿見影，肺部修復立即發生。停止吸菸二十分鐘，血壓可以恢復正常。八小時內，一氧化碳下降一半。尼古丁效果消失，味覺、嗅覺均有改善。三天後，呼吸道得以放鬆，血氧濃度改善。兩週後，血液循環進步。一年後，引發心臟病的風險可以減半，肺功能不再迅速下降。五年後，中風機會等同常人。

但罹患肺癌的風險要戒菸十年以後才會趨近正常，心臟病機率要與不吸菸者一樣需要十五年時間。

簡單估算六十五歲以上長者戒菸的效果，女性可延長一點四至二年的壽命，男性可延長二點七至三點四年的壽命。

Q 你做過「尼古丁依賴測試問卷」了嗎？

題目	答案	得分
您早晨醒來多久後吸第一支菸？	5分鐘內	3
	6-30分鐘內	2
	31-60分鐘內	1
	60分鐘後	0
您在禁菸場所是否難以克制？	是	1
	否	0
您每日吸的香菸中，哪一支最不願意放棄？	早晨第一支菸	1
	其他	0
您每日吸多少菸？	大於等於31支	3
	21-30支	2
	11-20支	1
	小於等於10支	0

您早晨起床一小時內吸菸的頻率是否比其他時間高？	是	1	否	0
即使生病臥床時您也吸菸？	是	1	否	0

總分在3分以下，一般不必借助藥物，憑意志力即可戒菸。分數越高，尼古丁依賴程度越大，7分以上就是嚴重依賴。

（資料來源：Heatherton TF, *Br Addiction* 1991; 86: 1119–27）

Q 尼古丁的替代藥物有哪些？

戒菸時，若有必要可由醫師開立適宜的尼古丁替代藥物，例如尼古丁貼片、口嚼錠、口腔吸入劑或鼻噴劑，可改善戒斷症狀，但心臟病患不宜使用。

其他選擇還有非尼古丁藥物如**Zyban**（一種非典型抗憂鬱劑），但癲癇、中風患者應將此藥物列為禁忌。

戒菸門診的醫師會根據病人的情況開立適宜的藥物。經由藥物治療與行為諮商雙管齊下，戒菸成功率可以提高一倍。

Q 戒菸時，要留意什麼時機與場合？

雖然任何時候都可以開始戒菸，但在心情平靜、沒有壓力時比較容易成功。盡量避開會吸菸的場合。例如，打麻將或親友聚會時，看到其他人都在吞雲吐霧，要維持定力就比較困難。

Q 你有沒有試過5D戒菸口訣？

1. Deep breathing：想吸菸時深呼吸。
2. Drinking：多喝水。
3. Delay：菸癮來時設法拖延一下。
4. Do something else：藉由其他事情轉移注意力，專注於其他嗜好。嚼無糖口香糖或許幫得上忙。

5. Discuss with friends：找一個可商量的人幫忙加油打氣。

Q 為什麼有人長年抽菸還是很健康？

有些老人家會說：「抽了一輩子菸，還不是活得好好的！」

的確，有人長年抽菸還是很健康，但這種人是因為基因好，比例不高。真要拿命來賭，大可不必，機率太渺茫了。

Q 有心戒菸者可向哪些管道尋求協助？

可撥打國民健康署設立的免付費戒菸專線 0800-636363 尋求諮詢。

許多醫院也設有戒菸門診，幫助有心戒菸的人。

Q 戒菸初期的戒斷症狀有哪些？多久會改善？

尼古丁的成癮性為酒精的六至八倍，長期吸菸者突然中斷會產生戒斷症狀。

戒菸初期可能有的戒斷症狀包括失眠、便祕、胸部不適、煩躁不安、注意力無法集中等。

這些症狀可於數小時內發生，四十八小時達最高峰，在二至四週內改善。

Q 為什麼不吸菸後反而咳嗽？該如何處理？

有些人會抱怨：「不吸菸反而咳嗽。」

這是因為尼古丁是一種刺激物，當呼吸道受到刺激，反應性的分泌物就會比較多，而停止吸菸後，因暫時無法解除這種狀態，大約有數週之久會比較常咳嗽，以排除痰液，這顯示了身體正在修復之中。

戒菸者在這個階段會經常清喉嚨，可能覺得口乾舌燥，此時可以吃點水果、用檸檬水漱口或多喝水，以改善這些情況。

Q 戒菸後體重怎麼上升了？如何恢復正常？

戒菸後味覺改善，食慾增加，常有體重上升的情況，一般不會超過五公斤，須注意均衡飲食與規律運動，以維持正常體重。

Q 戒菸時該做好什麼心理建設？

「戒菸很容易，我已經戒一百次了。」這個笑話充分表現了戒菸的本質。戒菸數月之後戒心降低，此時稍不注意就可能前功盡棄，以三個月左右最為常見。

一般人戒菸很少一次達陣，失敗也無須氣餒，肯採取行動就值得鼓勵。美國統計每年有一百萬人戒菸，成功的只有百分之二點五。有決心的人多試幾次，總有成功的一天。

減少室內外空氣汙染

Q 什麼是PM2.5？PM10？

空氣中的懸浮顆粒直徑小於等於十微米即可吸入人體，稱為PM10。來源有石化燃料、工業廢氣等。

直徑小於等於二點五微米時稱為PM2.5，是一種細懸浮顆粒，可吸附許多有毒物質更深入體內，嚴重危害健康。

Q 室外空氣汙染來源包括哪些？傷害程度如何？

室外空氣汙染如臭氧、霾害、機動車輛與工廠廢氣、燃燒稻草、噴灑農藥等，個人感受性不同，傷害程度較難評估。

Q 如何避免室外空氣汙染？

在大環境部分，可經由公民力量監督與強化公共政策，管控空氣品質。

在個人部分，有許多生活細節需要注意。病人能做的是盡量選擇空氣品質良好的居所，避免接近嚴重汙染地區，並注意氣象報告與環保署公布的空氣品質資訊，在霾害來襲時留在室內，不要在空氣品質不佳的地方劇烈活動。

Q 室外空氣汙染為慢性阻塞性肺疾的成因？

因為嚴謹的試驗很難規劃，所以目前仍無定論，但已罹病的人要減少暴露。

Q 每個人的家裡或多或少都有室內空氣汙染？

室內空氣汙染的來源五花八門，其中廚房油煙與生物燃料（如牛糞）被視為慢性阻塞性肺疾的危險因素。

其他來源包括揮發性氣體（如除臭劑、殺蟲劑等）、家具建材、乾洗衣物、清潔劑、去漬油、黴菌、油漆、火爐等。

Q 如何避免室內空氣汙染？

避免過敏源，例如氣喘病人對蟑螂、塵蟎、寵物毛髮、皮屑等特別敏感，因此要使用無香味清潔用品定期清理居家環境，也不建議飼養寵物。

使用無毒家具建材，室內保持通風。

盡量不使用具有揮發性氣體的產品。但許多揮發性溶劑即使未使用也會少量釋出，最好另外存放，不建議貯存在家中。

油漆時，請病人迴避，並打開窗戶讓空氣流通。

乾洗衣物若有刺鼻味，要晾掛在通風處。

檢查瓦斯有無漏氣，因為少量一氧化碳對肺疾病人來說可能已無法承受。

減少職業傷害

Q 哪些工作內容可能潛藏導致肺疾的風險？

肺臟是身體對外的門戶，有些汙染物會經由呼吸進入人體，影響其他器官。例如，吸入汞傷害腦部與腎臟、吸入苯影響骨髓、吸入二硫化碳損害心臟等。

與肺疾相關的職業包括礦工、採石工、冶金工人、挖掘隧道的工作者，或會接觸石綿、矽砂、花粉、穀物、糞便、動物毛髮、揮發性毒物之行業。

與職業相關的肺疾則有職業性氣喘、吸入粉塵的肺損傷，以及過敏反應、刺激物反應、致癌物質暴露與高感染風險行業引發之疾病等。

其中，有些疾病如矽肺症，要相當的暴露量才會發生；也有些疾病如職業性氣喘，少量暴露即可發病。

很多傷害不是即刻出現，而是日積月累，一、二十年後才表現出來。銀髮族多已退休，之前若從事的是高風險職業且缺乏適當防護，老來得病的機會較高，要特別留意。

Q 高風險職業工作者如何避免肺疾？

相關從業人員應在進入職場時就開始注意相關風險，維持執業場所通風良好，工作時佩戴口罩護具，並定期接受胸部X光與肺功能檢查。

一上班就感覺不適，休假時便緩解，這種情況要懷疑是否為職業病。

如果出現症狀請告知醫療人員，評估是否與職業相關。最好列出所有工作經歷與接觸過的物質提供給醫師參考。

預防感染性疾病

Q 如何減少生病？

勤洗手可降低多數接觸傳染。洗手前不可觸摸眼睛、鼻子和嘴巴。

使用公共盥洗室時，盡量選擇感應式水龍頭。

進出公共建築建議走自動門，不要以手推門。

在醫院不要隨意觸摸物品，也盡可能不碰觸病人，以減少接觸病原的機會。

生病了就待在家休息，個人衛生用品不可共用，不要在外趴趴走散播病原。

老人常有牙周病或佩戴假牙，口中容易滋生細菌，加上吞嚥功能欠佳，一旦嗆到容易造成吸入性肺炎，所以吃東西時要小口細嚼慢嚥，盡量不要說話避免嗆到，而且每天早晚都要刷牙，半年看一次牙醫，以維護口腔衛生，降低感染風險。

無法自理生活者要每日幫他用紗布與食鹽水清潔口腔，定期更換鼻胃管，餵食時不可貪快，上半身盡量抬高，可減少吸入性肺炎形成的機會。

Q A、B、C型流感的差別是什麼？

流感的傳播方式是飛沫傳染，多流行於秋、冬季，潛伏期為一至四天，在症狀出現前一天至發病後七天皆可傳染給他人。沒有症狀或症狀輕微的人也有傳染力，很難預防。流感病毒分為A、B、C三型：

A型流感的初期症狀有發燒、全身倦怠、肌肉痠痛、前額或眼窩後頭痛等。三至四天後全身症狀消失，隨後出現呼吸道症狀如喉嚨痛、咳嗽、流鼻水，可持續二、三週之久。

B型流感的症狀類似，但比較輕微。

C型流感較為溫和，不會引發流行。

Q 流感病毒變異可造成全球性流行？

流感病毒表面有H與N兩種重要抗原，其蛋白質會重新組合出許多亞型。

A型病毒較容易發生變異，可以傳染許多動物。傳染鳥類的稱為禽流感，通常不會傳染給人類，但近年來人類得到禽流感的個案時有所聞，可能是病毒產生變異之故。

如果新的亞型出現，可造成區域性流行，甚至散播到全世界，要注意相關資訊加以防範，有疫情爆發時避免接觸禽類。

Q 流感疫苗是由病毒製成的？

流感疫苗都是以蛋培養高度純化的不活動病毒製成，所以不會因為接種疫苗而得到流感。

Q 流感疫苗分為哪幾種？

一般疫苗含兩種A型與一種B型抗原，為三價疫苗。

近年來，B型病毒分化成兩種抗原性差異頗大的亞型，彼此無法交叉保護，因此又研發出四價疫苗，同時對兩種亞型有效，並於二〇一三年在臺上市，提供給民眾自費選擇。

Q 哪些人是流感疫苗的建議施打對象？

臺灣於一九九八年起為高危險群老人施打三價流感疫苗，至今成果斐然，大幅減少老人因肺炎與其他心肺疾病住院之機率。

衛生福利部在二〇一五年建議施打對象為所有六十五歲以上老人、六個月以上至國小六年級兒童、居住於安養院等長期照護機構者、醫事及衛生防疫相關人員、禽畜業及動物防疫相關人員、重大傷病、罕見疾病、五十至六十四歲高風險慢性病患與孕婦。

Q 哪些人不適合施打流感疫苗？

除了對蛋或疫苗成分過敏的人之外，並無禁忌。但曾在注射過後有嚴重反應者，須由醫師先行評估。

Q 流感疫苗的效力可以維持多久？

接種疫苗後約十至十四天可產生抗體，效力維持約四至六個月，必須每年施打。

Q 什麼時候施打流感疫苗比較好？

近幾年均於十月一日開始施打，建議儘量於十一月下旬前接種完畢，以因應跨年與農曆春節前後人潮群聚之流感高峰。

Q 接種流感疫苗後一定不會得流感？

常有病人抱怨：「打了疫苗還是感冒，明年不打了。」

施打疫苗對普通感冒無效，而且其功效和年齡、身體狀況、疫苗與流行病毒株之吻合度有關，並無法保證不得流感。

一般人施打疫苗後的保護力約有百分之七十至九十。老人變數較多，保護力較難估算。

原則上接種率越高，保護功效越大，各種原因的住院率與死亡率都可下降。

Q 接種流感疫苗後可能會有哪些不良反應？

接種後，可能會有的不良反應為：注射部位疼痛、紅腫，少數人輕微發燒、頭痛、肌肉痠痛，一般於一、兩天內緩解。

極少數人曾發生過敏性休克，建議接種後觀察三十分鐘再離開，以策安全。

Q 肺炎分為哪幾種？

肺炎可以簡單區分為社區型肺炎與院內感染肺炎兩種（較詳細的分類請見第四章p. 116「肺炎在臨床實務上分為哪些類型？」的說明）。

社區型肺炎最常由肺炎鏈球菌引起，即使有適當治療，在銀髮族間的死亡率仍居高不下。

由於抗藥性肺炎鏈球菌越來越多，如何防範成為當務之急。

Q 肺炎疫苗對各種肺炎都有效？

肺炎疫苗針對的是鏈球菌肺炎，對其他肺炎無效。肺炎鏈球菌疫苗目前有傳統的多醣體型疫苗與新式的接合型疫苗兩種。前者抗體約可維持五年，後者保護時效可達十年。

Q 可以同時施打流感疫苗與肺炎疫苗嗎？

肺炎疫苗可與流感疫苗同一時間施打於不同部位。

Q 接種肺炎疫苗後可能會有哪些不良反應？

一般反應良好，僅不到百分之一的人於施打後發燒，百分之十至十五的人有局部反應。

（註）老人家的免疫反應不強，出現症狀的機率比年輕人低，且產生抗體的效價較低，也較快消失。

註：效價是一種生物反應的功效單位。

Q 肺炎疫苗的保護力如何？

疫苗的保護力在八十五歲以上老人身上表現較差。七十五至八十四歲老人三年效率約百分之六十七。六十五至七十四歲老人五年效率約百分之七十一。

註：數字在不同報告略有差異，僅供參考。

Q 哪些人是肺炎疫苗的建議施打對象？

糖尿病、肺部疾病、酒癮患者、心血管疾病、慢性肝腎疾病、免疫功能不全者與六十五歲以上老人。

Q 肺炎疫苗施打一次就可以了？

肺炎疫苗不需每年施打。當病人於六十五歲以前施打，期間又間隔十年以上，或高危險群患者已間隔六年以上、原先施打非二十三價疫苗者，則可考慮再度施打。

由於重複接種肺炎疫苗的標準尚無一致性，出現嚴重局部反應的機會又比較高，所以最好由醫師依個別條件來決定。

肺部復健

Q 肺部復健的內容有哪些？有什麼好處？

肺疾患者除了接受正規藥物治療與氧氣治療之外，最好再加上肺部復健，可以減輕症狀、增加運動耐受力、改善生活品質、減少住院機會。

肺部復健的內容包括：加強教育，讓病患與家屬對疾病有基本認識；學會如何排痰與自我照顧，進行呼吸訓練與運動訓練，保有基本生活技能；注重心理衛生，避免罹患憂鬱症。

Q 如何促進排痰？

促進排痰的方式有姿勢引流與加強咳嗽訓練。

姿勢引流是利用重力原理，視病灶位置擺出不同體位，讓病灶位於上方，例如右肺疾病就左側躺，背側疾病就俯臥。因為液體會流向低處，平時積在下方的痰可於此時排出。

若請人幫忙，將手掌彎曲成杯狀（見圖），輕拍胸部敲鬆痰液，效果更好。一日二至三次，每次十分鐘。做完起身，深呼吸幾次後長吸氣再用力咳嗽，可有效排出痰液。

支氣管擴張症患者若能每日早晚做姿勢引流，盡量咳出痰液，可以大大降低繼發性感染的風險。

把痰液敲鬆的方法

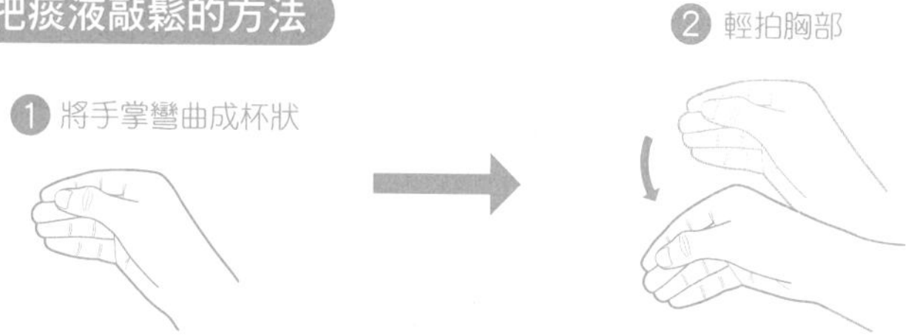

痰的位置	常見的引流姿勢

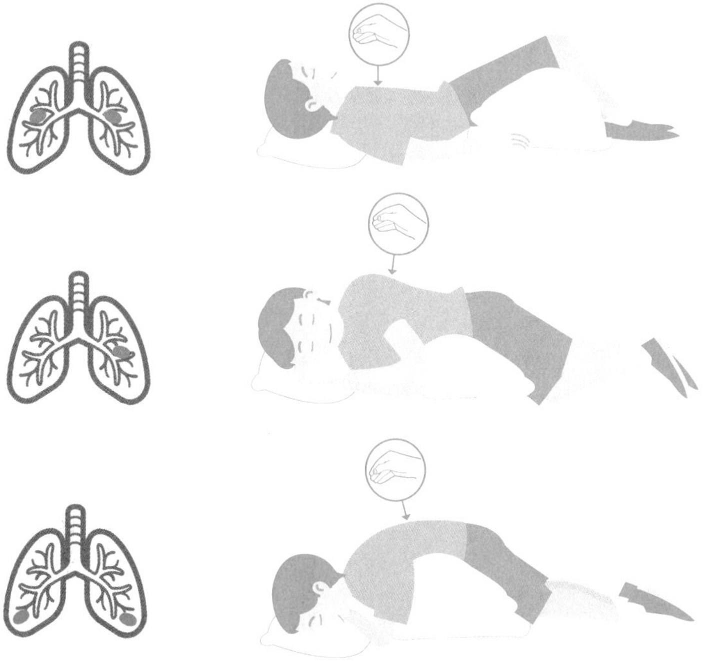

Q 如何透過噘嘴呼吸法改善氣道阻塞問題？

慢性阻塞性肺疾病人因為氣道阻塞，大量氣流留置於沒有呼吸作用的無效空間，而不利於氣體交換。

病人要學習正確而有效的呼吸方法來改善通氣，一個是噘嘴呼吸法，一個是腹式呼吸法。

噘嘴呼吸法的原理是，噘嘴吐氣時出氣口徑變小，後方壓力增加，塌陷的細小支氣管得到支撐而打開。觀察肺疾患者便可以發現，許多人會不自覺在吐氣時噘起嘴來似吹口哨狀，以改善自己的通氣狀況。

正確的方式是用鼻子緩而深的吸氣，再如吹口哨般噘起嘴唇吐氣（見圖）。吸氣與吐氣時間的比例為一比二：由鼻子吸氣時，默念一、二，緩緩由嘴巴吐氣時，默念一、二、三、四。

這種呼吸方法可使呼吸道撐開，配合上身稍微前傾，讓橫膈膜放鬆，以雙手撐住大腿或桌面，有助於緩解呼吸困難。

噘嘴呼吸法

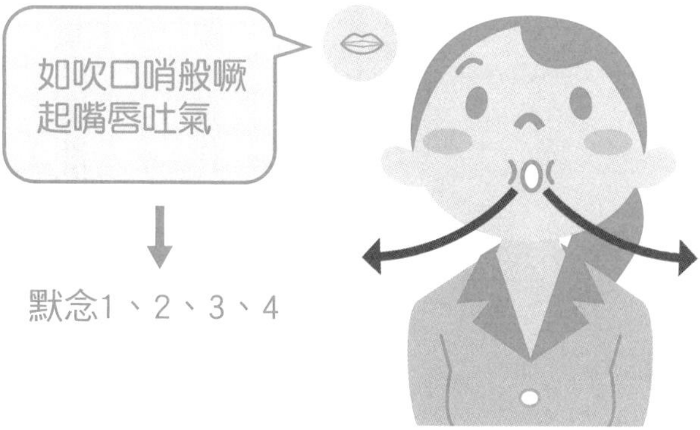

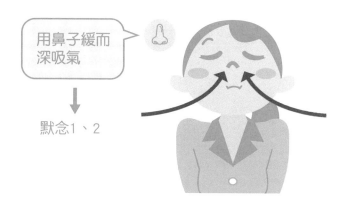

Q 如何透過腹式呼吸法改善氣道阻塞問題？

腹式呼吸法是透過吸氣時盡量使腹部凸起，吐氣時腹部凹下，運用最有力的呼吸肌——橫膈膜來帶動呼吸。

施做時可用雙手置於胸部與上腹部，幫忙感覺肌肉運作（見圖）。

而且呼吸要慢，有固定節奏，不要忽快忽慢。

腹式呼吸法

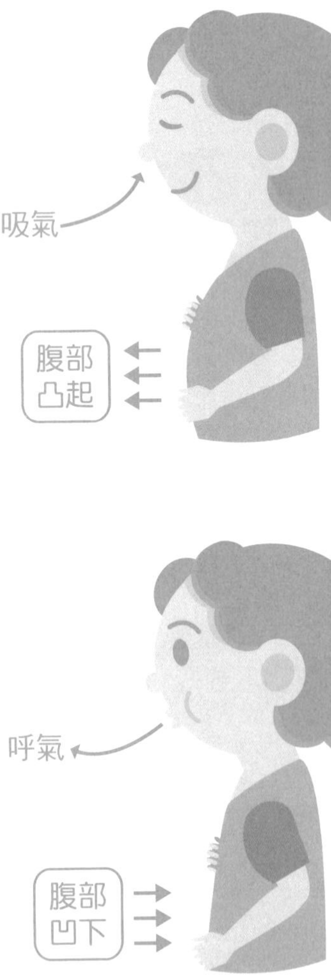

Q 病況穩定的肺疾患者可嘗試什麼運動訓練？

肺疾患者因為呼吸困難而運動受限，長期缺乏運動的結果使得肌肉萎縮，更加無法動作，形成惡性循環。

病況穩定的肺疾患者建議嘗試運動訓練，打破這個藩籬。例如，偏重上肢的運動可以帶動胸腔動作，頗適合肺疾患者。

選擇自己最擅長或最有興趣的運動，舉凡健行、游泳、單車、球類運動都可以，最好要方便進行才能持之以恆。

Q 最簡單的運動訓練是什麼？

最簡單的運動訓練是步行。病人可以自行依照身體狀況每日步行十分鐘，感覺呼吸困難就休息一下，一週至少五天。極端嚴重的病人可能十分鐘內就要休息好幾次。

通常兩週左右，病人會發現休息次數減少，慢慢進步到每日步行十五分鐘。

目標是每日步行三十分鐘，一週至少五天。

醫院裡常做六分鐘步行測試，記錄六分鐘內能步行的距離，測試前後評估血壓、心跳、血氧飽和度與肺功能變化，藉此了解體能狀況與藥物治療的效果，病人可參考類似方法自行測試。

Q　進行運動訓練時要注意什麼？

行動不便者最好有人在旁陪伴，預防跌倒。設備齊全時可考慮使用跑步機與腳踏車。步履不穩者使用固定式腳踏車較為安全。

老人運動時須留意基本心肺功能，心肺功能太差時風險增高，有缺血性心臟病者不適合劇烈運動。

進行運動訓練時可以估計自己的心跳數，以二二〇減去年齡為最大值。美國心臟學會建議，運動後最大的心跳範圍約為此值的百分之五十至八十五，一方面避免運動不足缺乏效果，一方面也避免運動過度產生危險。

運動中若有呼吸困難或胸痛，應立刻休息。

Q 慢性病患該如何注重心理衛生？

肺疾患者長年忍受咳嗽、咳痰與呼吸困難，為了每一口氣而苦苦掙扎，很容易身心俱疲。不只日常生活活動受限，整天待在家裡慢慢失去社交生活，容易引發心理疾病。

這些病患以慢性阻塞性肺疾患者為大宗，但其他肺疾如氣喘、肺癌、支氣管擴張症與肺部手術患者等，也都可能面臨類似的問題。

尤其是罹患長期消耗性疾病如慢性阻塞性肺疾、支氣管擴張症等，因為無法根治，只能控制，性格消極的病人可能會得憂鬱症。

一旦患者出現情緒低落、食慾不佳、睡眠障礙等症狀，照顧者不可輕忽，要適時向外求援。

慢性病患不妨考慮加入病友團體，與處境相似的人交換資訊、相互鼓勵，說不定會有意想不到的效果。

心理上的焦慮若能緩解，呼吸困難也得以減輕。

營養照護

Q 為什麼要調整老年人的飲食？

人的身體組成隨著年齡增長而持續改變，測量人體的氮含量以及尿中的肌酸酐，可以證實老人的肌肉含量減少，但內臟中的蛋白質成分不變。

這種肌肉比率的變化使得隨意肌強度減弱，造成活動量降低，新陳代謝的需求較低，消耗的熱量也跟著變少。

老人的心肺功能逐漸減弱，如果有慢性胸腔疾病，呼吸比尋常人費力，耗氧量增加，勢必在整個病程及營養狀態之間造成更複雜的互動關係。

當身體有病痛，進食時受到咳嗽、呼吸困難等症狀干擾，或者服食多種藥物，經常造成腸胃不適、食慾減退，往往使老人營養不良的比例偏高。

此外，許多社會、心理及生理因素也會影響老人進食。例如，老人退休後經濟能力變差，社交活動減少，味覺及嗅覺也因為老化而不甚靈敏。

因此，老年人的飲食應根據活動量、熱量需求等狀況來調整。

Q 過胖與過瘦者會面臨什麼肺部問題？

營養失衡除了消瘦之外，另一個極端的問題是肥胖。

現代人飲食精緻、缺乏運動，過重人口本來就偏多，可以預期肺疾患者中有不少胖子。

但是久病之後能量耗損過多，體重漸漸減輕，終於形銷骨立。過與不及皆不宜，太瘦的人免疫力差、容易感染、活動力不足、罹患其他疾病的風險較高。

太胖的人面臨的是其他問題：肥胖使肺容積減少，對通氣功能有不良影響。過多脂肪增加身體活動時的負擔，需要更多氧氣供應，呼吸負荷更大。

肥胖病人也經常有共存疾病，罹患高血壓、糖尿病或睡眠呼吸中止症的機會較常人大幅增加。

Q 如何透過測量體重評估是否營養失衡？

評估營養狀況是希望找出營養失衡的人，給予治療並追蹤成效。

最簡單的評估方法就是測量體重。國人理想體重如下：

男性（公斤）：58＋0.6×【身高（公分）－166】

女性（公斤）：51＋0.5×【身高（公分）－155】

當實測體重小於理想體重的百分之九十，就要提高警覺。

美國胸腔學會建議，一個月內體重減輕百分之五以上，六個月內體重減輕百分之十以上，或體重明顯不足者，最好求醫檢查。

Q 如何透過身體質量指數評估是否需要補充營養？

身體質量指數(BMI)的計算方式為體重（公斤）除以身高（公尺）的平方。

我國國民健康署建議，理想的身體質量指數約為十八點五至二十四，小於十八點五為體重不足，二十四至二十七為體重過重，大於二十七為肥胖。

歐美的營養學會與胸腔學會標準略有不同。他們建議，身體質量指數小於二十一就是體重過輕，小於二十要進行營養補充。

Q 除了測量體重之外，還有其他評估營養的方法？

解釋體重的變化要考慮各種因素，在沒有大量體液流失的情形下，體重減輕代表能量的負平衡。

但是在肌肉日減、脂肪日增的情形下，體重也可以維持不變。病人若有鬱血性心衰竭或是服用利尿劑排泄水分，單純水分的變化在幾天之內就可能有數公斤的體重差距。

記憶不佳的老人也可能記不清楚自己的體重。

因此除了測量體重，另有許多評估營養的方法：

人體測量法：測量皮膚厚度、手臂圓周、大腿中圍。

其他檢測：尿液分析、血液生化檢查、生物電阻分析等。

這些方法需求助專門人員，各有其優缺點，一般民眾並不適用。

Q 為什麼肺疾病人經常面對營養失衡的問題？

經常有人問：「肺疾病人需要吃些什麼？」「哪些食物對肺部有益？」的確，慢性肺疾病人經常有營養失衡的狀況，因為喘氣困難之故，對一般人而言再自然不過的呼吸動作就會耗費他們巨大能量。

以慢性阻塞性肺疾病患為例，他們光是呼吸就比正常人多耗費百分之十至十五的能量，估計百分之三十至七十的病人有非自願性體重減輕。

病情穩定、於門診追蹤的慢性阻塞性肺疾患者，營養不良的發生率約為百分之二十，住院患者的比例更高。

Q 為什麼肺疾病人要正視營養照護？

追蹤整個疾病過程可以發現：營養狀況與預後有關，凡是體重不足者，無論病情輕重，其死亡率均有增加的趨勢。

Q 評估肺疾病人體重減輕的原因時要注意什麼？

評估肺疾老人的營養狀況要詳細詢問病史，並做身體檢查。

若病人的體重明顯不足或減輕百分之十以上，就要特別注意，找尋各種可能原因。例如，酗酒、心臟病、吸收不良、潛伏性的癌症與甲狀腺機能亢進等。病人的肺疾若不甚嚴重，很少造成體重減輕，就要仔細尋找其他病源。

Q 營養不良的肺疾病人在補充營養時要注意什麼？

在補充熱量和蛋白質時必須顧及個別病人的新陳代謝率，過度餵食會增加身體負擔，可能引起水腫或電解質失衡。

Q 營養補充對營養不良的肺疾病人一定有幫助？

這些病人在補充營養之後，短期內可以觀察到肌肉強度的增加，但臨床上對病人的實質助益則有待進一步研究。

Q　如何解讀 DETERMINE 營養狀況檢視表？

希望自我評估的人可以參考下面的 DETERMINE 營養狀況檢視表。若符合檢視項目所述，便取得分數欄內的分數；未符合則取得 0 分。每半年檢測一次。

檢視項目	分數
1. 我因為身體不適而改變了飲食的種類或分量	2
2. 我每天吃不到兩餐	3
3. 我很少吃水果、蔬菜、牛（羊）奶或奶製品	2
4. 我幾乎每天喝至少三罐（約 1000cc）啤酒、半杯（約 130cc）烈酒（高粱或紹興）或半瓶（約 300cc）淡酒（紅酒或米酒）	2
5. 牙齒或口腔問題使我進食困難	2
6. 我不是常常都有足夠金錢購買所需食物	4
7. 我經常獨自一人	1

8. 我每天服用的醫師處方藥有三種（含）以上	1
9. 我沒有刻意增減體重，但半年來體重減少或增加四至五公斤	2
10. 我無能力製備食物，且無人協助製備食物	2

如果總分在：

0－2分表示「狀況良好」：六個月後再用此表檢視一次，觀察是否有變化。

3－5分表示「要注意」：可能有營養不良傾向，請向營養師尋求協助，三個月後再評估一次。

6分以上表示「要當心」：營養不良狀況已經非常明顯，應立即請營養師安排進一步的評估，並規劃專業諮詢。

（資料來源：The Nutritional Screening Initiative; a project of AAFP, ADA & NCOA）

Q 肺疾患者應遵守哪些重要的飲食原則？

1. 宜少量多餐，避免容易引起胃脹氣的食物如洋蔥、豆類、芋頭、甘薯、馬鈴薯、高麗菜等，因為胃脹氣會把橫膈膜往上頂，更容易感覺呼吸困難。
2. 用餐前不要喝太多水，因為腹部被液體占滿會影響食慾。但水分攝取要足夠，可以稀釋痰液，容易排出。
3. 進食應細嚼慢嚥，避免吞下太多空氣。
4. 吃容易咀嚼的食物，才不會耗費過多能量。
5. 如果必須自行開伙，要選擇容易烹調的食物，避免過度操勞。
6. 進食與消化需要消耗氧氣，必要時要戴上鼻管補充氧氣。
7. 咖啡因總量要節制，一方面減少藥物交互作用，一方面避免刺激過度。

Q 碳水化合物要怎麼吃才對？

碳水化合物占熱量需求的百分之五十至五十五，以未加工的五穀根莖類為佳，例如全麥饅頭、糙米飯、五穀米等，不建議糕餅、甜點等精緻醣類。

Q 蛋白質要怎麼吃才對？

蛋白質占熱量需求的百分之二十，以優質蛋白質為佳，如魚、肉、奶、蛋、豆類。

歐洲靜脈營養學會建議，六十五歲以上老人的蛋白質攝取量為每公斤體重一至一點二毫克，但營養不良的老人應該增加到每公斤體重一點二至一點五毫克，可以維持肌肉質量。

Q 脂肪要怎麼吃才對？

脂肪占熱量需求的百分之二十至三十，最好是含不飽和脂肪酸的植物油或魚油。

有人主張，肺病患者的食物應盡量增加脂肪含量，因為食物轉變成熱能時會產生二氧化碳。

對嚴重肺疾患者而言，過量的二氧化碳會增加通氣負擔，所以建議食用呼吸商（註）較低的脂肪類，而減少呼吸商較高的醣類。

這種說法得到部分研究結果支持，但是爭議不斷。主要考量為病人過度攝食脂肪，熱量超過身體新陳代謝所需，體重增加將會造成新的問題，而且高脂肪飲食會造成消化道負擔，可能引發腸胃不適與腹瀉，若無醫師建議不宜自行嘗試。

註：respiratory quotient, RQ，即二氧化碳產生量與氧氣消耗量的比值。

Q 如何選對健康食品？

坊間健康食品五花八門，選購時請睜大眼睛，詳閱成分說明，注意是否出自優良廠商，有無主管機構認證。

含有銀杏成分的健康食品可能與抗凝血劑產生交互作用，發生不良反應，務必小心。

經常使用類固醇的病人，為了預防骨質疏鬆，建議每日的飲食中要有八百至一千IU的維生素D與一千二百毫克的鈣。

外出旅行

Q 老年人與肺疾患者外出旅行要注意什麼？

旅行是人生樂事，在身體容許範圍內，事先完善規劃，即使疾病纏身也可以享受旅遊樂趣。

老人與肺疾患者外出，除了必備藥品之外，還應注意天氣預報，避免極端的溫度與濕度，躲開花粉季與空氣汙染嚴重的區域，盡量不去人群聚集的地方。

Q 肺疾患者到高地旅行要注意什麼？

高地空氣稀薄，含氧量減少。高度每上升一百公尺，氣溫降低攝氏零點六度。每上升三百公尺，輻射增加百分之四。

因此在高地旅行除了缺氧引起的症狀外，還要面臨低溫、低壓與日曬問題。

如果肺疾患者的血氧濃度本來就低，運動耐受力較差，在平地輕度活動已有症狀，在高地發生問題會更嚴重。

重度慢性阻塞性肺疾患者，不適合高地旅行。但輕度到中度的病人不必視高地旅行為絕對禁忌，可以與醫師討論後決定是否成行。

人到了高地很容易出現睡眠障礙，這是正常生理反應。罹患睡眠呼吸中止症的病人，症狀在高地會更為嚴重，建議要繼續使用鼻腔陽壓呼吸器治療，必要時加上氧氣補充，不可因睡不著而服用鎮靜安眠藥劑，也不可飲酒。

至於氣喘患者，雖然山上的乾、冷氣候為不利因素，但是空氣清新，汙染物、過敏原均少，只要準備充分還是可以成行。

Q 高山症是怎麼產生的？

在一般情況下，高於二千五百公尺之處就有可能引發高山症。

高山症的成因是缺氧引發腦水腫與肺水腫，患者會出現頭痛、失眠、噁心、嘔吐、暈眩與呼吸困難等症狀。一般而言，高地出現的病症都要考慮是否為高山症。

高山症的發生率與爬升的高度及抵達的速度有關。登山者緩慢走上山，要比搭機快速抵達目的地安全許多。

高山症無法預測，健康的人也無法倖免。而且此種風險與年齡無關，不必因為高齡而放棄親近山林。

Q 什麼藥可預防高山症？使用上有何限制？

預防高山症可以在前一日開始服用丹木斯(Diamox)，直到停止上升後兩天為止。

丹木斯是藉由改變血液酸鹼度來刺激呼吸，對多數人有效，但有臉麻、手麻、利尿等副作用，而且對磺胺劑過敏者或蠶豆症患者不可使用。

Q 銀髮族去登山要留意什麼？

臺灣的高山如北部的太平山（海拔一千九百五十公尺）、中部的合歡山（海拔三千四百十六公尺）、南部的阿里山（海拔二千二百十六公尺）都是開車即可抵達的景點，很適合銀髮族出遊。

不過，一旦感覺不適，請勿繼續登高，要留在原地讓身體有足夠時間適應。必要時立即下山，以緩解症狀。

Q 不是每一種肺疾患者都適合搭機？

肺疾患者搭機要考量的因素包括疾病型態、留存呼吸功能、個人忍受力、飛航高度與時間等。一般原則如下：

1. 肺結核患者至少要接受有效治療兩週以上才能搭機。
2. 氣胸病人不可搭機。
3. 曾罹患靜脈栓塞者有再發可能，要經醫師評估。
4. 因急性肺病住院，出院後六星期內不宜搭機。
5. 慢性阻塞性肺疾患者若有共存疾病，搭機風險會提高。航程中若需要使用氧氣，可以檢附醫師證明，事先向航空公司申請。飛機上的氧氣供應有一定限制，大約是2-4升/分，更高流量無法提供。

6. 睡眠呼吸中止症患者在機上不宜飲酒，也不宜搭乘多次轉機及極長程航班。

7. 有肺栓塞危險因子者需要採取預防對策，補充水分、穿彈性襪、定時起身活動，對相關症狀提高警覺。

Q 肺疾病人如何判斷自己是否適合搭機？

國際航線的飛航高度約為三萬至四萬英尺，機艙內有加壓裝置，艙壓與一千八百至二千四百公尺的高地相仿，濕度約百分之十至二十，溫度約攝氏十八至三十度，氧氣含量約百分之十五。正常人在此環境的血氧飽和度大致為百分之八十五至九十。

肺疾病人如果想搭機旅行，又不知道是否能承受較低的氧氣濃度，不妨到山地走一遭，試試自己對稀薄空氣的接受程度如何。

即使活動力有限，但若能獨力行走五十公尺或可以爬上一層樓，大致上搭機就沒有問題。

不過，更精確的評估需要由醫師判定，可能要做動脈血液氣體分析，也可以仿機艙環境做缺氧測試。

第六章

肺疾患者服用藥物、使用氧氣治療與呼吸器時該注意什麼？

- 認識相關藥物
- 氧氣治療
- 使用呼吸器

迷思破解篇

喉糖、喉片有止咳效果？

許多人對喉糖、喉片有偏好，這些產品的成分常為薄荷、甘草之類，可以讓咽喉部的咳嗽接受器感覺舒緩，主觀上似有療效，但整體止咳效果有限，不建議過度使用。

類固醇有副作用，最好避免？

類固醇雖然有副作用，但該用的時候還是要用，請遵循醫師的指示，不要自行增減劑量。

抗生素就是消炎藥？

當病人有細菌感染之疑慮時，會考慮使用抗生素。

但民眾常有的錯誤觀念是把抗生素與消炎藥混為一談。抗生素用來殺菌，消炎藥減輕炎性反應，是完全不同的藥物。

感冒需服用抗生素？

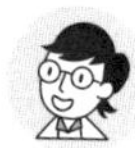

一般感冒只要根據症狀來治療即可，除非有繼發性感染，不然很少需要抗生素。

插管很可怕？

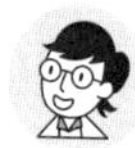

醫療上常見的插管有鼻胃管、尿管、動、靜脈管、氣管內管、各種引流管等，各有其臨床意義，醫師均會詳細解說，讓病人明瞭。其中氣管插管常具急迫性，病人又未必有自主能力，是否施行平日即應深思熟慮（請見p. 220「該不該接受氣管插管？」的說明）。

其他的插管，建議有需要就接受，無須太過憂心忡忡。

知識建立篇

認識相關藥物

Q 每天服用多種藥物的人，要特別注意什麼？

健保開辦之後因為就醫方便，許多人會在不同醫療院所看診不同科別，每日服用多種藥物。

各種處方之間的交互作用除了影響療效，也使得藥物交互作用變得極端複雜，增加不良反應。

加強認識相關藥物可以減少不必要的藥物，增添用藥安全。

老人的生理機能改變，影響了藥物的吸收、分布、代謝與排除。此外，老人服用的藥物本來就偏多，再加上一些非必要治療，藥物相互作用之下很可能弊大於利，必須更加謹慎。

Q 感覺有痰，就要使用化痰劑？

◎化痰劑

正常人每天產生一百至一百五十毫升的痰液，幾乎不知不覺。一旦感覺有痰，就表示呼吸道黏液分泌過多。這些分泌物會阻塞通氣道而影響呼吸，化痰劑的目的就是設法減少黏液生成並加以排除，使呼吸道暢通。

其實**水分攝取足夠時，痰液就容易排出，不見得要借助藥物。**以慢性阻塞性肺疾為例，除非病情需要限水（例如肺心症、心衰竭），六十歲以上病人每日水分攝取建議為每公斤體重三十毫升，六十歲以下病人建議為每公斤體重三十五毫升，可使痰液稀釋容易排出。

科學上並無足夠證據顯示化痰劑確有療效，健保局因此已停止多種化痰劑給付，僅餘少數幾項。

有種常用的化痰劑，成分為 N-acetylcysteine，有各種劑型，如錠劑、粉劑、糖漿和吸入劑，除化痰之外還宣稱有抗發炎功效，可視需要使用，但不建議長期服用。

◎止咳劑

Q 止咳劑對人體有利無弊？

其實咳嗽可以排出痰液或呼吸道異物，是一種身體的自我保護功能，而且**一般上呼吸道感染的咳嗽多半會自行緩解，無須一直吃藥直到完全不咳。**用藥只是減輕症狀而已，輕微咳嗽不吃藥也無妨。

以止咳劑強力壓制咳嗽，未必對人體有利無弊，必須審慎使用。找出咳嗽原因對症治療，比一味壓抑咳嗽還要重要。

止咳劑常與化痰劑併用，病況穩定的慢性肺疾患者，不建議長期服用。

◎類固醇

Q 為什麼類固醇讓病人又愛又怕？

類固醇俗稱「美國仙丹」，是一種強力抗發炎製劑，可減少發炎反應，雖然效用神速，但副作用不可輕忽，常見的有瘀青、痤瘡、白內障、青光眼、水牛肩、月亮臉、皮膚萎縮、水分滯留、血糖上升、骨質疏鬆、腸胃道出血、內分泌失調、增加感染機會等。

病人對類固醇的接受程度趨於兩極。對副作用的恐懼與對速效的期盼在天平兩端起伏，決定了病人的態度。

有人聽到類固醇，避之唯恐不及，領了藥也不敢用。

有人則是領略到它的神奇效果，動不動就要醫師開立「那種很有效的藥」。

類固醇一般由醫師小心處方，多半用在短期治療，很少長期使用。

Q 肺疾患者使用的類固醇有哪些？

市面上治療肺疾的類固醇有口服劑、針劑與吸入劑型，在不同場合使用。吸入劑型劑量較小，作用在局部地區，只有少量被吸收，全身性副作用比較小，適合病況穩定的患者。病況較嚴重、需要較大劑量時，通常使用的是口服劑型，更嚴重時才使用針劑。

Q 肺疾患者使用類固醇有何注意事項？

肺疾病人之中，使用類固醇最多的就是氣喘與慢性阻塞性肺疾患者，部分肺纖維化的病人也常使用。

醫師在治療氣喘與慢性阻塞性肺疾時，通常會開立吸入劑型類固醇，直接作用於局部，劑量較小，少有全身性副作用。**使用後要漱口，以免聲音沙啞或念珠菌感染。**

氣喘惡化或慢性阻塞性肺疾急性發作時，可能要改用口服劑型並增加劑量。**除非是很短期、暫時的使用，否則務必聽醫師的話慢慢減量。**要特別留意的是，口服類固醇若突然停藥，容易使症狀反彈，增加疾病風險。針劑型類固醇都在醫院使用。要注意相關副作用，若有任何不適，應告知醫護人員。

不同嚴重程度的病人有不同的治療藥物，應深入了解並配合醫師的指示，不要擅自更改。

Q 氣喘與慢性阻塞性肺疾患者使用類固醇與支氣管擴張劑有何不同？

氣喘與慢性阻塞性肺疾雖然都使用類固醇與支氣管擴張劑治療，但是兩者位階不同，角色互異。

氣喘通常以類固醇作為維持治療，支氣管擴張劑作為救急使用。

慢性阻塞性肺疾穩定期以支氣管擴張劑為主要治療，維持呼吸道通暢。當急性惡化或病況加劇至中、重度以上時，再加上類固醇治療。

Q 慢性阻塞性肺疾患者使用類固醇可能會有什麼副作用？

長期接受全身性類固醇治療可能產生類固醇肌病變，導致肌肉無力。極重度慢性阻塞性肺疾病人則可能面臨呼吸衰竭。

◎支氣管擴張劑

Q 哪些肺疾患者會使用支氣管擴張劑？

當肺疾造成呼吸道阻塞時，常使用支氣管擴張劑治療。

這是氣喘與慢性阻塞性肺疾的主要治療用藥，有時療效不佳的慢性咳嗽病人也會使用。

它可放鬆支氣管平滑肌，通暢呼吸道管徑，減輕阻塞程度，改善呼吸症狀。

Q 支氣管擴張劑分為哪幾類？

支氣管擴張劑大致分為茶鹼類、乙二型交感神經刺激劑與抗膽鹼藥物三類，各有短效與長效製劑，可單獨或合併使用。

不同種類的支氣管擴張劑因為機轉不同，有必要時合併數種使用，療效會比單獨使用一種更好。

Q 為什麼茶鹼類支氣管擴張劑一般不建議作為第一線治療？

茶鹼類支氣管擴張劑有口服與針劑兩種劑型，口服藥有長、短效之分別。其作用機轉複雜，對於神經、腸胃、腎臟、心血管均有作用，可能會造成失眠、利尿、心悸、腸胃不適，並非單純只有支氣管擴張而已。

與其他藥物的交互作用甚多，吸菸也會影響藥物濃度，使用時要經常注意調整劑量。

此藥治療範圍狹窄，太少無效，過量有中毒之虞，需由有經驗的醫師使用。
其療效與藥物耐受性（註）皆不如吸入型長效支氣管擴張劑，不良反應亦較為常見。

因為上述缺點，茶鹼類一般不建議作為第一線治療，但是取得容易、服藥方便，還是有相當多的使用量。

註：藥物耐受性是指使用藥物以後的接受程度、有無不良反應等。

Q 病人使用支氣管擴張劑時常犯什麼錯誤？

病人常犯的錯誤是：藥效不如預期時自行加量，多吃幾顆或多吃幾次，將自己置於險地而不知。

急診處接到此種病人時，經常一抽血就發現茶鹼中毒。

常見症狀有噁心、嘔吐、頭痛、腹痛、抽搐、心律不整等，嚴重程度與血中藥物濃度相關，停藥後可慢慢恢復。

Q 乙二型交感神經刺激劑的效果與副作用是？

乙二型交感神經刺激劑是使用最廣泛的支氣管擴張劑，有口服與吸入等不同劑型。

短效製劑使用後三至五分鐘見效，藥效維持四至六小時。長效製劑使用後約二十分鐘見效，藥效維持十二至二十四小時。短效與長效製劑分別適用於急性發作與長期維持治療。

它的副作用有手抖、焦慮、心悸、心跳加速、睡眠障礙、血壓上升等。口服藥見效較慢，副作用也比較明顯。無論劑型在持續使用之後，身體會慢慢習慣，副作用可望減輕。

Q 抗膽鹼藥物的效果與副作用是？

抗膽鹼藥物只有吸入劑型。

短效製劑使用後十五分鐘見效，藥效維持六至八小時，比乙二型交感神經刺激劑久。

長效製劑使用後約二十分鐘見效，藥效維持十二至二十四小時。因為發生作用較慢，所以不適用於急性發作，以維持治療為主。

它最大的副作用是口乾，其他有頭痛、容易緊張、視力模糊、影響排尿等。

◎抗生素

Q 濫用抗生素會有什麼後果？

以目前的醫療現況來說，病人經常自行購買抗生素服用，或在基層診所已使用過抗生素，造成送來醫院時細菌培養率偏低，抗藥菌種增多，治療難度因此提高。

家屬站在病人的立場，常常質疑：「你們不能用最強的藥治療嗎？」但藥物使用有合理範圍，動不動就使用第二代、第三代抗生素（註），細菌抗藥性越來越強，將來可能面臨無藥可用的窘境，形成健康上的隱憂。

使用抗生素是一大學問，相關訊息若能讓民眾理解，對大家都有好處。

註：改良原本藥品，使之更具療效就是第二代、第三代藥物。但是藥物研發的速度永遠追不上抗藥菌株的演變，使用此類藥物需加節制。

Q 肺疾患者如何正確使用抗生素？

慢性肺疾患者因免疫力較差而容易感染，在痰量增多、顏色變黃，或證實有細菌感染時，可給予一個療程廣效的抗生素，大約七至十四天。

若使用新一代的紅黴素，最簡單的療程只要三至五天。有特殊考量時，再斟酌延長時間。懷疑有抗藥菌株時，可以考慮較後線藥物（註）。

支氣管擴張症與慢性阻塞性肺疾病人常有使用抗生素的機會，選擇何種抗生素涉及許多因素。不同地區、不同器官，流行菌種不一；不同醫院的細菌，抗藥性也未必相同。醫師會綜合考量後做出決定。

服藥請配合醫師的指示，務必完成整個療程，不可看症狀減輕就自行停藥。不完整的療程會增加疾病再發的風險，二度治療難度更高，這也是抗藥性

盛行的原因之一。

註：所謂的後線藥物是考量風險與利益之後，不列為第一選擇的藥，例如第二代、第三代抗生素，或某些療效雖佳、不良反應卻多的藥物。

氧氣治療

Q 什麼情況下需要做氧氣治療？

肺疾患者常有缺氧問題，經常需要氧氣治療。氧氣治療可以減少呼吸困難、改善運動耐受度、降低肺高壓，並增加血氧飽和度。

簡單評估是否缺氧可利用「脈搏血氧計」夾在手指上測量血氧飽和度，做初步了解。較精確的方法要抽動脈血做血液氣體分析。

如果三週內有兩次血氧飽和度小於百分之八十八（參考值為百分之九十五至一百）或動脈血氧氣分壓小於五十五毫米汞柱（參考值為八十至一百毫米汞柱），就要考慮長期氧氣治療（指每日使用氧氣時間大於十五小時）。

有肺高壓、心衰竭或慢性紅血球增生的病人，標準要放得更寬。若動脈血氧氣分壓小於六十毫米汞柱，就要開始使用氧氣治療。

疾病初期可以僅在運動中或氣喘加劇時使用，後期使用量會增加。

在一般生理狀況下，睡眠中的血氧濃度較低，很多病患需要在夜間使用氧氣治療。

Q 提供氧氣治療要考量哪些因素？目標為何？

氧氣治療處方須考量氧氣來源、給氧方式、流速或濃度高低、時間長短與不同場合。

希望達成的目標是：在海平面休息時血氧飽和度大於百分之九十，或動脈血氧氣分壓大於六十毫米汞柱。

Q 氧氣治療過與不及會有什麼風險？

缺氧或二氧化碳累積都會刺激腦部的呼吸控制中樞，肺疾患者平時已習慣血中二氧化碳累積，因此只依賴缺氧刺激來維持呼吸運作，一旦氧氣濃度過高，短期內病人可能因呼吸受到壓抑而昏迷，長期下來可能導致肺部纖維化，不可不慎。

醫護人員訂出流量後請勿自行調整。常發生的情況是，家屬認為病人一直在喘，情急之下將氧氣越調越高，反而使病人陷入高二氧化碳昏迷而不知。

Q 在家做氧氣治療要使用哪一種系統？

氧氣提供分為高流量系統與低流量系統兩種。

一般家庭使用低流量系統以鼻管供應，每分鐘一至二公升即符合多數需求。至於高流量系統，一般是在醫院使用。

Q 在家做氧氣治療需要哪些設備？

依病人的狀況可選擇隨身攜帶的小氧氣瓶、似瓦斯桶的大鋼瓶，以及插電即可使用的血氧濃縮機，這些設備都能在醫療器材行購買。

有的醫療器材行有提供血氧濃縮機租借服務，短期需要或想體驗看看的可以洽詢，費用每個月約數千元。

Q 這些居家氧氣治療設備的優缺點為何？

小氧氣瓶的內容物是液態氧，以特製的超低溫容器儲存，方便外出時使用，但太小的很快就用完，太大的又增加負擔，可依自身需要選購。

大鋼瓶的內容物是高壓氧，就像家用瓦斯般，有各種不同的型號與規格，用完再買，流量可以調整。麻煩的是要注意存量，隨時補充。

血氧濃縮機是利用電力將空氣流經高分子聚合膜或氮氣吸附劑，除去氮氣成分而濃縮氧氣，雖然濃度有一定限制，但對一般慢性阻塞性肺疾患者來說，其實也夠用了。

血氧濃縮機的缺點是體積龐大，優點是使用方便，免去反覆購買補充的困擾，適合長期居家使用。

Q 在家做氧氣治療有哪些注意事項？

氧氣治療設備不使用時，要關閉開關。

這些設備應與產熱電器保持一點五公尺以上的距離，與火源保持三公尺以上的距離，還要遠離油漬品。

當然也不可以在氧氣治療設備旁吸菸。

使用呼吸器

Q 什麼情況下需要使用呼吸器？

正常人在平靜狀態下每分鐘呼吸次數約為十二至二十次，耗氧量增加或供氧量減少時必須增加呼吸次數。

當呼吸功能不足以提供身體所需時，可能要借助外力，使用呼吸器。

除了部分肺疾之外，其他疾病或情況如中風、心衰竭、昏迷不醒、多器官衰竭、手術期間等，也都有可能使用呼吸器。

Q 如何選擇非侵襲性或侵襲性機械通氣？

呼吸器最簡單的用法是使用面罩與呼吸器連接，不必插管，稱為非侵襲性機械通氣，僅適用於部分病人。

有缺氧、酸中毒、顏面損傷、生命跡象不穩定、嚴重呼吸困難的病患，必須使用傳統侵襲性機械通氣，先插上氣管內管再連結上呼吸器。

Q 使用機械通氣的肺疾患者，常見的適應症有哪些？

慢性阻塞性肺疾患者之急性惡化、間質性肺疾併呼吸衰竭、氣喘嚴重發作、肺炎重度感染等。

Q 呼吸器操作不當可能產生什麼併發症？

使用呼吸器必須隨時根據病人的身體狀況做調整。操作不當會產生感染、氣胸或肺部損傷等併發症。

醫院裡有呼吸治療技師專門負責調整呼吸器，務期把併發症減到最低，並尋找適當時機訓練病人脫離呼吸器，自主呼吸。

Q 呼吸衰竭患者何時能脫離呼吸器？

呼吸太快超過身體可以承受的範圍，血液中的氧氣濃度太低或二氧化碳累積過多，都是呼吸衰竭。

此時使用呼吸器僅是維生所需，無法根治疾病，只是爭取時間設法解決病人的根本問題而已。**能不能脫離呼吸器，要看病人原本的疾病控制情況而定。**

Q 呼吸器使用多久後要考慮施行氣管切開術？

呼吸器使用超過一定時間（大約七至十天）要開始考量個別情況，評估是否施行氣管切開術。

超過二十一天，會建議病人及家屬不宜拖延。因為長期插管除了病人受苦之外，還要面臨許多問題。

例如，吞嚥困難、無法發聲、有口難言、護理不易、常被口水嗆到、口腔衛生不佳、增加感染與吸入性肺炎罹患率等。

Q 什麼情況下適合氣管切開術？

預計短期之內無法脫離呼吸器時，為了病人舒適、減少併發症與照顧方便，可將氣管內管改為直接在頸部開洞的氣管切開術。

這種手術安全性高，大大改善倚賴呼吸器病人的生活品質。

如果一切順利，將來成功脫離呼吸器之後可以拔掉氣切管，頸部傷口很快就會癒合，只留下一個小小傷疤。

長期無力咳痰或是慢性疾患預計有再犯之虞時，可以保留氣管切口，定期更換內管。

在氣切開口處裝上特殊裝置便可以說話，同時維持呼吸道暢通，需要抽痰、給藥都很方便。

Q 該不該接受氣管插管？

倚賴器械維生與自行呼吸在各方面的差異頗大，在醫師盡力解說後，病人或家屬須做出抉擇。

有人（特別是慢性阻塞性肺疾患者）在經歷數次住院使用呼吸器之後，已明瞭疾病本質，不再接受氣管插管，這時只要有明確的書面聲明並經家屬同意，醫療團隊絕對配合。

如果家屬意見分歧、沒有共識，或者三心二意、舉棋不定，緊急情況下醫師只能先插管搶救再說，無暇顧及是否違背本人意願。至於已插管的病人，除非符合拔管條件，否則醫師在倫理上無法任意拔除。

這是醫療困境之一，期待有周延的法令代為解決。